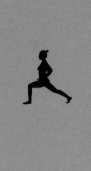

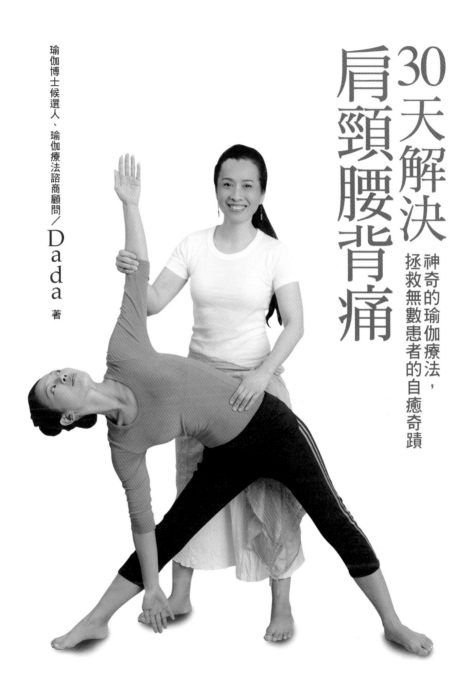

30天解決

肩頸腰背痛

神奇的瑜伽療法，
拯救無數患者的自癒奇蹟

瑜伽博士候選人、瑜伽療法諮商顧問／Dada 著

〈學員見證〉

　　我的脊椎5年來莫名疼痛，周遊各大小醫院、針灸推拿、尋遍大小偏方，甚至是求神問卜，都無法有效止住我的疼痛，所有的消炎止痛藥對我都無效，只能每天熱敷到近似於燙傷的程度；冬天寒流來時是寸步難行，步步都像針扎在腳底。

　　一直到遇上Dada老師，短短半年內，我的人生從黑白變回彩色，不但改善了脊椎的疼痛，附帶的胃食道逆流與胃酸過多的問題也一併解決，臉上的痘痘幾乎不長了，連眼袋都不見了，氣色變好，人也變得年輕！瑜伽療法真的是流傳千古、歷久彌新的養身之道，感謝Dada老師讓我們知道，真正的瑜伽不僅止於拉筋塑身，養身也養心，是與生活習習相關的一門養生哲學。

——趙慧婷．30歲．資深軟體工程師

　　我非常幸運，第一次接觸瑜伽，就遇到Dada老師。Dada老師不只教導我正確的體位法，更棒的是，她的心靈小語，讓我乾枯的心靈得到滋潤、滋養！每季都會感冒、三天兩頭就會頭痛不已的我，在跟隨老師修習修復瑜伽和呼吸法後，這些毛病漸漸地也都不藥而癒！心理層面變得積極、正向，能量滿載！不再像未認識老師前那樣消極，總是妒忌、抱怨……真的很感謝Dada老師！

——Grace．40歲．醫護人員

Dada老師常常提醒學生：「不要去追逐體位法，瑜伽的練習是一條往內走的道路。」一語道破瑜伽的精髓！謝謝老師總是在學生迷惘時給予精確的方向，從吃適合的食物開始，以及良好的生活習慣、正確的練習和觀念的導正……由外而內，循序漸進地讓自己愈來愈好。

希望更多人有機會走向這條美好的道路。正確的練習使人身體健康、心緒穩定、生活平和圓滿，多麼簡單又美妙啊～ 謝謝老師！

—— Mona · 37歲 · 國貿人員

Dada老師帶領的體位法，看似樸實無華，呼吸法的引導或許也平凡無奇，但那都是她鑽研多年的高深心法，沒體驗過，總難窺其廟堂。這麼多年來，我這個整日蜷縮在電腦前的上班族，身形挺直了，心胸也開闊了；免疫系統更健全，感冒自然也少了。若只一句話形容，只有：妙不可言啊。

—— 張碧鳳 · 40歲 · 公職人員

很幸運在《人間福報》看見Dada老師的報導， 其中有兩個療癒案例症狀與我一樣。骨科醫師檢查出我有椎間盤突出的問題， 復健、熱敷、針灸、中醫療法等，都無法改善我的病痛；腰部以下不定時的痠、痛、麻；站、坐、躺都有困難 ，甚至無法入眠，令我痛不欲生。非常感謝Dada老師指導我研習瑜伽修復療法，讓我的身心靈在半年內如獲重生 。

—— 蘇東麗 · 45歲 · 醫護人員&家庭主婦

跟著Dada老師大約有7、8年的時間了，在遇見Dada以前，我上過許多傳說中很厲害的瑜伽大師的課，從來沒有一位老師像Dada這樣全方

位照顧到我們的身心靈，從梵唱、靜坐、不偏頗的瑜伽哲學釋意、體位法，以及呼吸法，還會加碼瑜伽飲食的重要性，讓我們不只是在教室裡練習，而是可以真正將瑜伽放在生活中。在課後，總覺得不只是身體舒服，連心靈也被餵得飽飽的！

Dada「治癒」了我的心病，反覆感冒造成的鼻竇炎，現在幾乎沒有了；產後憂鬱的情緒困擾我將近兩年，Dada除了讓我身體健康狀況改善之外，Dada講述的瑜伽哲學，也讓我心情好很多。看到Dada面對生活充滿希望和活力，總是有一個又一個的夢想要去實現，心裡除了佩服之外，也激勵自己要學習這樣的精神！

──Cathy．38歲．新手媽媽&教師

　　我從小因為脊椎側彎造成很多困擾，腰容易痠，體適能都不能做，到後期甚至影響到脖子的神經。

　　很幸運能遇到Dada老師，讓我的身體能夠做最自然的修復。不用靠外力，也不是用偏方，是從最基本的活動身體開始，來重新認識自己的身體。才短短不到半年的時間，我的身體就有了極大的進步，這是以前從未遇過的狀況。或許是因為Dada對我有信心，也讓我對自己，以及之後漫長的修復之旅充滿希望。

──邱欣儀．20歲．大學生

　　跟著Dada學習修復瑜伽3年，最大獲益便是身體上的修復。

　　以前上班族群最常見的肩頸痠痛及聳肩、駝背，3年來不需經由他人按摩即可透過瑜伽自我修復，也省下一筆可觀的按摩費用。透過呼吸法的練習，除了可促進氣血循環、提高免疫力外，平常容易跟流行的感冒，

一年也降至1到2次，並改善了冬天手腳冰冷的毛病。在精神上，透過瑜伽練習也更容易釋放繁重的工作壓力，對需要高專注力的白領族有非常大的幫助，也是最佳的舒壓運動。

——Ruby・40歲・外商公司主管

　　我跟Dada學習的時間只有半年，剛開始去的動機，是想重新找一個固定運動的地方，也希望自己的精神好一些，腰痠背痛少一點。

　　記得第一次去上課，一進門看到Dada已經坐在墊子上做課前準備，均勻的呼吸、放鬆柔和的臉龐，都讓我感到安心。學生的練習是從安靜地坐著開始，Dada說找一個舒服的坐姿坐下，觀察自己的呼吸，然後試著什麼都不要想，把等著要妳去做的事放在門外，讓它們等一下。我第一次在上課聽到她這麼說，眼睛裡情不自禁就充滿了淚水。身為一個母親，有多少事在腦袋裡盤算著，總是充滿了待辦清單，而這裡，卻有一個人叫妳把責任暫時卸下，放一些心在自己的身上。

　　所以我說，和Dada學習瑜伽，不只是肢體上的動作，更多是對自己內心的關照。動作也許不夠到位，但是每次的學習，身體暖了，筋骨舒暢，心情更好，正面看待人生的態度就會源源而來。感謝Dada！

——佩玉・家庭主婦&知識分子

　　大約6、7年前在同事的介紹下接觸瑜伽，第一位啟蒙老師就是Dada。

　　當時的我因憂鬱症而失眠多年，必須藉由藥物助眠，幾次上課下來，在老師的幫助及醫生的建議下，身心及睡眠上有所改變，藥物服用次數慢慢減少，在持續的練習瑜伽療法下，已經完完全全脫離藥物；老師也總是可以在我們有病痛時，教導適當的動作，解除不適而達到舒緩的功

效。我戒了藥物，卻已戒不了對瑜伽的癮，當然更要謝謝Dada對我的照顧，感謝！

——富惠・政府部門上班族

我被醫師診斷是「多核性肌肉病變」，自小行動力就不如正常人，隨著年紀的增長，行動力更是衰退。中、西醫師也判定無方法可做醫療。經好友介紹而認識Dada，經過半年多的修復瑜伽練習，除了肺活量從原只有正常人的60%增加到70%外，腿部肌力也從原本蹲下後需要旁人協助才能站立的情況，增強到不經他人幫忙，就可以自行站立。因為脊椎回正了，還有身高增高2公分的意外收穫。十分感激老師的費心教導。

——Amy・國貿人員

學員見證

Dada老師不僅是第一位華人瑜伽療法師、瑜伽博士候選人，更擁有超過20年的瑜伽教學經驗和臨床醫學背景。我在老師身邊深刻地感受到老師教學的用心、深厚的內涵以及對瑜伽的熱愛。

在現代社會中，我們常為了工作或家庭疲於奔命，備感各種壓力。繁忙的日常生活也讓人無法專注於當下，使我們忽略了健康的根本——均衡的飲食、充足的睡眠以及規律的運動。隨之而來的便是許多的文明病。Dada老師多年來致力於將瑜伽和西醫的概念結合，以科學方式闡述瑜伽療癒疾病的能力，用瑜伽的技巧和觀念教導現代人如何避免受傷以及療癒最常見的各種疾病，對於備受文明病困擾的人們來說，無疑是雪中送炭！

——湯仕安・醫學系學生

目次
CONTENTS

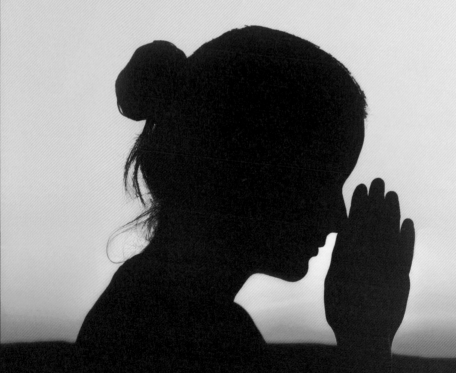

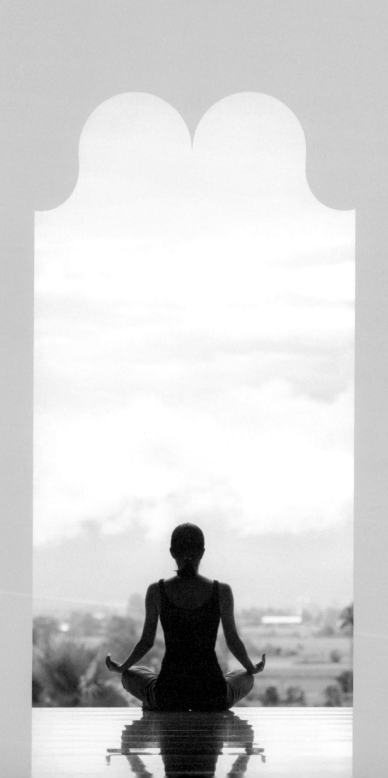

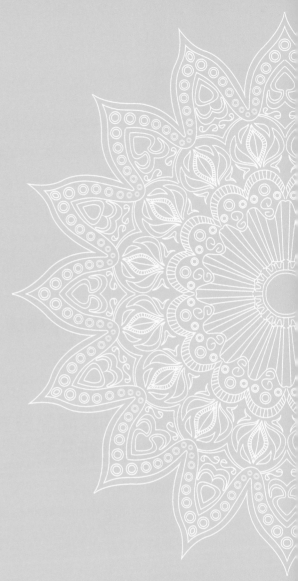

Part 1

有些疼痛，
可以自己擺脫

我曾到印度SVYASA大學修習瑜伽科學與修復療法，目睹美國、英國、德國、法國、日本、韓國等先進國家之病患，前仆後繼到學校附設的醫院接受治療，每個月超過500位各式慢性病患（大多是罕見疾病或被主流醫學宣判不可能治癒的慢性疾病患者），在短時間（約2週到3個月）練習後，皆有70%～90%的修復改善率，精神疾病之療癒率更高達85%以上。

驚人的疼痛療癒實例

療癒案例 1

無法站立的椎間盤嚴重滑脫病患，擺脫病痛重新站起

Aditi來自富裕家庭，父親是醫生。正值青春年華、仍在大學就讀的她，卻因半遺傳性的椎間盤滑脫，病情嚴重到無法站立走路，兩年來不是躺著就是坐輪椅，整個身體歪斜到令人不忍卒睹，更可怕的是疼痛讓她天天哭泣。

Aditi由救護車送到SVYASA大學附設醫院，住進腰背痛病房一個多月，踢走了7位醫生。來自醫生家庭的她，一眼便能瞧出醫師的功力。我並不清楚Aditi的背景，但就我對椎間盤滑脫的研究和經驗，它其實不用醫藥便可修復。初見Aditi百無聊賴地躺著聽校方演講，雞婆的我走到她身旁，彎下腰輕聲對她說：「躺著時，若將兩膝併攏，自在地左右搖動，可以按摩腰部、改善痠痛和僵硬。」

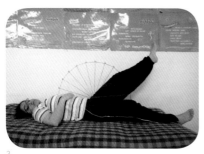

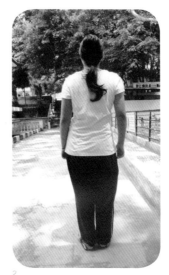

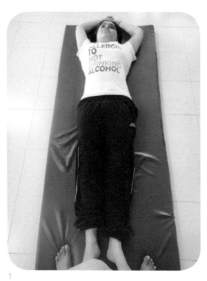

21歲的Aditi因為椎間盤嚴重滑脫，無法久坐，經常都是躺著，脾氣因而變得暴戾，影響生理與心理的健康。

1）Aditi因脊椎嚴重滑脫，兩腿長短差別甚多，無法站立太久。

2）Aditi除了頭，都是歪的，這樣嚴重的脊椎歪斜，可想其脊骨壓迫神經的身心痛楚與煎熬。

3）單腳拉起來的高度低於60度。

　　後來，我成為她私人的診療師，腰背痛科的病房主任醫師竟破天荒將我的名字寫在共診行列，也讓我創下了學校的奇蹟：一個月期間，協助Aditi擺脫輪椅站起來走路，病痛改善了80%，並讓她安然回家，順利繼續大學學業。

因僵直性脊椎炎難以成眠，
3週內疼痛緩解了70%

　　另一個讓我在大學附設醫院聲名大噪的原因，是一位39歲正當壯年的尼泊爾先生。他患有嚴重的僵直性脊椎炎，當時是發病的第二年，腰部僅能前傾約60度，完全無法彎下腰，頸背僵硬，連走路都會痛，夜裡更是難以安眠。

　　一開始接到尼泊爾先生的案例，我愣了半天，一整晚睡不著覺，翻遍所有的文獻和研究報告，答案都是「無解」。然而，愈困難的個

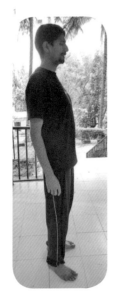
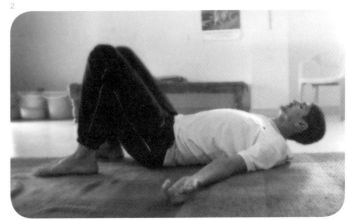

1）近40歲的男子，僵直性脊椎炎幾乎毀了正值壯年的尼泊爾先生的
　生活。

2）他躺下來時，頭頸根本無法碰地，叫人怵目驚心。

案就愈激發我的鬥志，在3週
的輔導陪伴後，他原本僵硬的
身體變得柔軟許多，疼痛也成
功的緩解了70%。

療癒案例3

8分鐘緩解經痛

解除痛經是我的強項，
一般可以在20分鐘內讓痛經的
人消除至少60%的疼痛。某次
我在印度的瑜伽病房中，不經

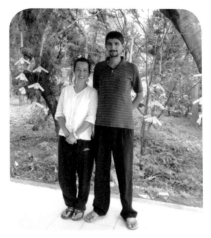

尼泊爾先生3週後出院，病情改善了
70%。疼痛的控制是僵直性脊椎炎的一生
功課，但願尼泊爾先生天天不忘練習。

意瞄到一位結過婚、生過小孩的媽媽，經痛到捧著肚子彎下腰來。這
類案例比較少見，我讓她趴下，練習瑜伽的痛經修復。她一直跟我說
那是沒用的，別的療法師和醫師都教過她，一點用也沒有。她一邊搖
頭，豆大的汗一邊慢慢流下來，甚至痛到話都說不出。這真是無奈。

後來我火了，便對她說：「何不試一下呢？若是10分鐘內我無法
解除你的疼痛，我馬上消失不再煩妳。」也許是我的自信讓她願意試
試，於是她點了頭。我讓她趴在地上練習一些痛經的瑜伽體位，第一
個伸展腹部的動作開始時，由於將緊縮的腹部藉由伸展動作拉開，她
尖叫了一聲，接著整個人趴在地上不動。我接著說：「不急，跟著呼
吸，才一分鐘而已，再試。」整個練習過程我完全沒碰到她，只是導
引她慢慢呼吸，慢慢伸展身體特定部位，就在第三個動作時，我要求

她停住不動，保持深長呼吸即可。此時她彷彿凍住似地突然沒反應，約莫一分鐘過後，她張開眼睛對著我笑了起來，說：「不那麼痛了耶。」

8分鐘後，她精疲力竭地趴了下來，一下子便睡了過去。後來，這位年輕媽媽常在校園看見我就大笑，說是自己有眼不識泰山，不知道Dada是風聲很大的「外國療法師」，很會變魔法治病的。哈，我如果會變魔法就好囉，我只是經驗較多罷了。

療癒案例4

類風溼性關節炎的電腦工程師，6個月後健康重回職場

人之所以會生怪病，一般有幾個原因：遺傳、意外、汙染、壓力。

IT產業是高度汙染、壓力極大的工作環境，我在IT產業中看見許多不明的怪病。

這位婦女是電腦工程師，因罹患了類風溼性關節炎，雙手10指僅能彎曲約45度，這對一個主要靠手指工作的人而言，頗為難堪。患病2年了，全家都靠她賺錢維生，孩子又還小，內在的壓力可想而知。

初見面時，她臉上一點笑容也沒有。她的狀況需要做身體輔助，也就是必須每天按摩日漸僵硬的手指。

類風溼性關節炎沒有立即療癒的藥物，保持開朗的心情並在患病部位做規律的練習，即是最好的方法。我觀察她每天手指的進展，研究最適合她的練習方式，2週後，她的手指已可彎曲90度，眼神顯露出

一些光采，也開始微笑了。由於出院的時間已到，我為她擬了一份計畫，叮囑她每天至少2小時規律地練習。她按照計畫每天練習並保持愉快的心緒，竟恢復神速，無須依靠藥物，6個月後便回到公司、恢復上班，並且跟家人到國外旅行了幾次。

療癒案例5

多發性硬化症，半個月從兩腿無力到能夠站立

30歲的他身材高大，皮膚白，不像一般的印度人。已婚，育有一子。我在罕見疾病病房看見他時，他坐著輪椅，說話含糊不清，無法識人，失禁，生活無法自理。

他罹患的是多發性硬化症，我從其他病人口中得知，他是印度一流國立大學的碩士畢業，家境富裕，經營一家大型公司。他因為尿失禁，渾身散發著不好的味道，人長得又高大（身高超過180公分，體重超過90公斤），不好輔助，一般實習療法師都不喜歡拿這個案例當自己的實習報告。我對這個嚴重的疾病很好奇，因此把他當成實現瑜伽療法的標靶。

他無法站立，但訓練腿肌是他的生路，為了訓練他腿部的感知，我讓他把小腿彎曲、腳掌貼在我的腹部，然後打直膝蓋推我。一開始，他的雙腿一點力道都沒有，幾天後卻可以將我一腳推開；我們只用了5天的時間，他的腿就有力氣，能夠慢慢撐著站起來了。

我每天訓練他各個部位的肌力，喚醒他的神經感知，幾乎每隔2分鐘就會問他：「我叫什麼名字？我從哪裡來？」他都會大聲的回

答：「你是Lee，Taiwan來的」。

半個月過後的某天早晨，他突然一使力，整個人站了起來，大家都被他的舉動嚇了一跳，接著所有的人都拍起手來。

他的腦袋似乎也有起色，可以迅速回答療法師的問題而不會答非所問了。

療癒案例6

改善了醫學教授的憂鬱症

某次，一位年輕醫師學長對我說：「妳去精神科看看一位病人吧！」我問他是什麼毛病，學長說是憂鬱症。我問學長：「你是醫生，怎麼叫我去啊？」學長說，那位病人是他醫學院的老師，他無法對一個老經驗的教授醫師進行治療，說不定我這個外國人會有辦法。

對方是位豐滿肥胖的女醫師，從她的談吐中，我知道她的智識很高，但這不代表她可以控制自己的心緒。所有的醫學名詞她比我還懂，所以，專業醫學知識不是她需要的。我仔細看了她的病例，並向她介紹自己，笑笑地對她說：「妳已經換了4位醫師和2位療法師了……」她嚴肅地回應：「他們說的我都知道，有些還說錯。」

對這種醫師級、有著高度專業知識的人，你能做什麼呢？對，就是不說和傾聽。我導引她說話，當她停下來要聽我的意見時，我便引用古經文裡的啟示——瑜伽經文讓我們放棄強大的「自我」（ego），如此才能看清困境的解決方法。我教學近30年，學生中不乏高階知識分子、留美碩博士、科學人才、醫師……但人有專精，再強的人總有

不足和無知的領域，瑜伽哲學是我收服這些知識分子的最好輔具。

　　我足足和這位資深醫師談了2小時，她慢慢露出笑容，告訴我她內心深處的故事。我讓她在風光明媚的校園住上2週，建議她不要錯過每天的瑜伽經文時間，做做體位法，練練呼吸，爬爬山，晚上冥想靜心1小時。

　　2週後，女醫師來向我告別，說是心中石頭去了大半，不再暴飲暴食，體重下降5公斤，神清氣爽多了，雖然必須要再面對周遭環境，但覺得比以前自在、更具抗壓性。

　　她告訴我，2週來她無法對其他人說出心中的事，是因為不相信那些醫師和療法師。我笑著說，可能是剛來還無法放心吧！她大笑：「我是資深醫師，一眼就可看出誰具備真正的心思在工作上，誰真正關心病人，還是只是應付工作罷了。」

　　女醫師離開前擁抱了我，親吻我的臉頰說：「我應該不會忘記妳，妳是一個好療法師。」我無語，看見病人康復改善，就是對我最大的讚美和回報了。

改善了業餘馬拉松選手的柔軟度，
跑步成績大躍進

　　66歲的他，事業有成，生活無虞，過著愉快的富裕人生。為了改善日漸發胖的身材，他決意練習跑馬拉松，後來真的跑出好成績，身材也很緊實，讓他非常得意。幾年過去，他發現跑步成績無法突破，身體似乎也很僵硬，雖然無大礙，但還是希望能精益求精。我建議他做瑜伽和跑步的交叉鍛鍊，彌補單一運動所帶來的缺失，也叮囑他多注意背部與脊椎彈性強化和放鬆的瑜伽練習，每天有空就多練習。2個月後，他參加了馬拉松長跑，一舉刷新了紀錄，提早40分鐘抵達目的，還得到不錯的名次。

　　對於他的新紀錄，我非常驚訝，因為他年事已高，卻因練習瑜伽而更臻美好，這是正確練習的結果。如果對老人家有良好的反應，那麼對年輕族群更不必說了。

先天性肌肉萎縮症，腿力明顯變好

　　Amy患有隔代遺傳的「先天性肌肉萎縮症」，只要蹲下就無法自行站起，上坡若太陡就不能爬，跑步及上階梯對她來說非常困難，走路常跌倒則是家常便飯。

　　Amy透過我的瑜伽療法輔導，不到3個月，蹲下後已能自行站起，

腳力明顯增強；以往常常睡不飽，現在每天都感覺精神很好。去醫院做呼吸檢測，肺活量也比過往提升很多。當初醫生診斷Amy在10年內難逃癱瘓的命運，但不願向命運低頭的Amy靠著自身的努力練習，打破了醫學的認知限制，重新為自己找到了希望。

療癒案例9

莫名疼痛患者的人生漸漸恢復色彩

　　慧婷6年來一直被莫名的疼痛所苦，症狀像是僵直性脊椎炎，卻查不出明確的病因。她常常得靠熱敷來緩解薦椎的疼痛，卻也造成薦椎皮膚的慢性燙傷，加上長期刮砂、滑罐，導致薦椎附近的皮膚變黑。此外，由於脊椎變形，胃食道逆流也接踵而至，每年會發作一次，一次約半年左右，每次都得去醫院照胃鏡才能開特效藥吃。

　　練習修復瑜伽3個月後，她徹底擺脫熱水袋，脊椎兩邊的落差變少，薦椎疼痛也減輕了60％，胃食道逆流的症狀也獲得好轉。她開心地說：「6年來已經不曾這麼高興了，對我來說是恢復有色彩的人生！Dada的出現就像上帝派來的天使，教導我自我修復身體的疼痛，而瑜伽在心靈上的引導，更加呼應我在宗教裡所學，心靈才是最重要的。」

療癒案例10

帕金森氏症患者，一個月後不再不自主顫抖

帕金森氏症是一種慢性的中樞神經系統退化性失調，它會損害患者的動作技能、語言能力，以及其他功能。60多歲、內向沉默的陳先生罹患帕金森氏症一年多，手和頭部總是無法控制地顫抖，每天都得準時服藥，否則顫抖的狀況會愈來愈頻繁。他告訴我，在他練習2週的修復瑜伽後，顫抖的狀況減輕，一個月後，顫抖情況竟然大大地減少，以至於他常常忘了要服藥。我於是提醒陳先生，不要忘記練習一些輕鬆的暖身動作，重要的是要常常深呼吸。只要想著：深呼吸就像是寶貴的藥材進入體內，隨著血管流到身體的每一個地方，滋養著五臟六腑。如此一來就不會忘記，而且還會滿懷著感激練習呢。

瑜伽用於修復帕金森氏症和阿茲海默症患者已有多年，多項的研究報告也已驗證並問市，罕見疾病就是要回到大地母親的懷抱，讓自然宇宙的能量來賦予修復力，若是一味用侵入性的外科或藥物，只會讓身體最終不堪一擊。

療癒案例11

嚴重脊椎側彎，3個月後腰背耐力變強

米雪兒國小時就被診斷出脊椎嚴重側彎，從國中到高中一直都穿著背架，體育課只能看著同學在球場上打球；因為無法進行劇烈的奔跑、跳動，而放棄了最喜歡的舞蹈。她每週必須固定到醫院進行復

健、回診，也嘗試過中醫推拿與調理，醫生的診斷都是：未來只會更嚴重，復健跟背架只能延緩病情，唯一的改善方法便是進行手術。

米雪兒練習瑜伽療法3個月後的驚人成績。

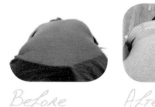
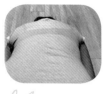

Before　　　After

第一次見到米雪兒，當時她是個20歲的大學生，脊椎兩側就像小山丘一樣，從頸下到近下腰的部分都不對稱，且起伏之大超乎想像。她很能忍，就算穿了背架也從不喊痛。

透過瑜伽療法的輔導和練習，米雪兒因脊椎側彎而造成的疼痛便有了明顯的改善。堅持了3個月後，過去無法上體育課、完全無法久站的她，竟然在暑假開始打工了，而且暑期的工作竟是需要久站的服飾店，一般人都不見得可以承受，而這脊椎從小就有嚴重毛病的女孩，如何能勝任呢？

我擔心地問她，她說：「剛開始會痠是一定的，但現在已能適應。」並表示這對過去的她來說，是絕無可能的，但現在自己的脊椎腰背耐力已比過去好太多。

或許是耐心地勤加練習，也還年輕，讓她嚴重的脊椎側彎得到了快速的改善。近來當她開心地告訴我，自己在學校中還會教導那些身體僵硬的同學進行瑜伽練習，幫助他們鍛鍊身體的柔軟度和彈性時，真是令我感到無比欣喜和感激。

3個月療復坐骨神經痛

蘇小姐有坐骨神經痛的毛病,已到了無法睡覺的程度,這對任何人來說應該都是最難受的身心煎熬。

在此之前,蘇小姐選了錯誤的運動型態來嘗試改善坐骨神經痛。快走和跑步原本都是非常好的運動,對改善精神不濟和肌耐力缺乏相當有效,但對患有脊椎腰背傷痛的族群來說,反而會使脊椎向下擠壓的頻率增加,讓脊椎壓力更大,導致劇烈的疼痛。

聽了我的建議,停止跑步改以瑜伽腰背紓緩練習後,一個月之內,她的疼痛狀況減輕了約60%,經過3個月不到的練習,她幾乎完全修復、解決了無法睡眠的問題,每天都睡得又香又沉。

即便不再受坐骨神經痛的折磨,蘇小姐依然持續每週2至3次、每次90分鐘的修復瑜伽練習,在家時則是睡前、起床時各練習10到20分鐘的紓緩體位法、舒壓呼吸和靜思。這是非常正確的態度和作法,因為預防永遠重於治療,無論是健康或病痛,都是可以被管理的。看到她積極配合練習而得到如此快速的效果,真是為她感到開心和感謝。

療癒前，先搞懂肩頸腰背痛的成因

疼痛是一種暗示，是內在身心在向我們發出警訊，千萬不要在疼痛消失後便掉以輕心，要去正視它並找出造成疼痛的根源。說得更深刻點：疼痛是一種內在身心對我們的提醒，所以請不要把所有的疼痛都往外推，或者把疼痛都當作是負面的，請把它當作一個很好的健康導師對我們的耳提面命。

因此，當身體出現疼痛時，別為求速效而習慣選擇吃止痛藥來紓緩，這是治標不治本的方法，長期下來極可能對肝腎造成不可逆的損害，甚至錯失健康警訊。

想徹底療癒，根除痛源，必須先找出引發疼痛的根源。造成肩頸腰背痛的常見成因，主要可分為以下幾種：

- 姿勢錯誤或不良
- 壓力，包括生理和心理的壓力
- 老化
- 物理性傷害
- 缺乏運動

比方發生肩頸腰背疼痛時，有可能是脊椎出了狀況，因為脊椎是連接腰背頸最直接且重要的枝幹，其構造精密複雜，承載著大部分的身體重量，連結包覆著相當複雜的組織，包括：骨頭、椎間盤、韌帶、筋膜、神經、血液和血管，以及肌肉。當脊椎受到外力、疾病或

壓力的傷害時，首當其衝的就是脊椎的上下兩端──頸椎和下腰的部位，因而出現疼痛痠麻等症狀。你可能不知道，過於舒適的座椅也容易造成脊椎的無能，進而引發坐骨問題；也就是說，過於舒適的環境無助於脊椎的強健，反而更容易因為倚賴在外物上讓脊柱失去自然的鍛鍊機會。套一句過去在背痛科實習時，我們的教授老愛說的一句名言：「導致背痛的最大兇手就是──舒適的沙發座椅啊。」

大自然就是我們的母親，當身體出了狀況，解決病痛、成就健康生活的最佳方式，當然是最順應自然的方式，全然相信科學與迷信並無不同！

「瑜伽療法」是一種自然溫和且有效治本的大智慧療法，沒有化學醫藥或激烈的侵入式行為，而從身心靈整體的平衡療癒著手，讓身心回歸本位，找到真正的自在、自由，這是瑜伽療法最珍貴的本質。

靠自己在家就能做的療癒之法

「瑜伽療法」主張的是全方位的淨化、療癒與昇華，包括**身體的淨化、精神的淨化和心靈的昇華**，簡單明白地說就是：「健康的恢復重在完整的認知，並使其不再重複患病。」

這是一個重要的觀念，疾病無法斷根是因為治標沒治本。就好比想要不再受風寒，並非買幾件好的羽絨衣，而是要從根本鍛鍊身體的免疫力，增加抗體。沒有正確且清楚的覺知，便會導致疾病的開源和結果，一個人若是腦袋很清楚便不會迷惑，便會對前方的生活道路有所準備。

尤其是對於一些慢性病和罕見疾病患者，當西方醫學判定他們已無恢復的可能時，有些人會尋求宗教上的慰藉，宗教講求的是高階的心靈淨化，缺少軀體淨化與活動療復的部分，雖然確實會對某些人產生一定程度的好處，但缺少實質上的輔助效果；另外，有些人則會藉由運動來達到治療效果，但極少有運動是專門為已有病痛，甚至是慢性或罕見疾病者規畫的，因而導致不少人在運動中過度耗損體能或再度受傷；至於物理治療或其它類別的治療則多數得依靠工具來執行，所以，當我們缺乏這些器材時就完全無能為力，無法隨時靠自己在家練習。

　　「瑜伽療法」不同，它能給予全面性的療復功效，可以依照每個人不同的狀況與需求，自由彈性搭配適合的練習，安全溫和且施行起來既輕鬆又簡單，在家隨時就能做。

一種從根源解痛、療復的治本之法

　　「瑜伽療法」源自古老印度的智慧，傳承至今已有千年歷史，是一種非常細膩而精深的療法，不但涉及了運動生理學、解剖學、醫學及科學，更講求對身心整體的交互影響有深刻的理解，目的在身心靈內外全面性的療癒，原理在啟發我們經由達到身心五個環節層面的平衡，使其形成一個很緊密的修復範疇，包括：肉體層、能量層、心緒層、智識層及喜悅完美層（後面章節有深入探討），是一種全面性、

輔助的健康養生療法。

它的目的不僅是預防或療癒疾病，而是把人最深層的自然天性，經由自我覺知的過程而內化通透，讓我們在練習中深刻去感受及觀察身體、精神和內心的狀態，可以說是對整個生命進行了解與療復的一種方式，是非常藝術化、哲學化且科學的療程。透過正確的引導與練習，能確實達到極佳的修復功效，運用在腰背頸椎痛科病房的臨床療復上成效尤其卓著。

根據多年的療復經驗，造成疼痛的真正根源及成因，往往都不在痛處上。所有疾病或多或少都會導致身體的疼痛，且通常都是從腰背開始的。

「瑜伽療法」的動態動作能溫和而安全地碰觸到疼痛點，循序漸進調整改善，並延伸至造成疼痛的根源（這可能是身體的或心靈上的），進行全面性的療癒修復。雖然溫和，對於紓緩疼痛卻有立即的效果，是一種既科學又自然、安全治療肩頸腰背痛的健康療法。

內外在病痛的全面療癒，才是真正完整的療癒之道

我們每一個人都有與生俱來的自癒能力，可惜的是多數人並不知道如何開啟這樣的功能。印度古聖哲維維卡‧南達（Wami Vivekananda）說：「練習瑜伽的目的，是在開展我們潛在的神性本質。」如果我們更深層地思考，會發現任何療法的最高指標都是帶來真正的「內在平靜」並「去除恐懼」。

當我們能夠掌握、控制對疾病或是任何事物所帶來的恐懼和憂慮時；當我們能經由學習某種方法而釋放心底的害怕與擔心時，那麼病痛根源便等同於被修復或拔除了。因此，培養及修習這個內在的寧靜本質，就是「瑜伽療法」中，最主要也最根本的一個理論基礎和主軸。

「瑜伽療法」的練習由外在身體開始，繼而進入精神層次，最後抵達心靈的昇華。舉例來說，當一個人發生肩頸腰背痛時，其肇始原因不明，最終在諮商中他清楚了解到，原來造成疼痛的原因可能是由於過度擔憂著某事，而非源自受傷或疾病，也非老化現象，那麼他腰背的疼痛感可能在當下便去除了一半，再加上簡單的瑜伽體位練習、瑜伽呼吸法的精神放鬆等，便可釋放掉大部分的壓力而獲得痊癒了。

因而在「瑜伽療法」中，我們不會認定某種單一的體位法療復了病痛，真正的痊癒方式應該是全面的，包括：正確的知識、正確的途徑，加上正確的練習，從身心靈層面深入關照與疾病發生相關的個人特質、生活方式、心緒思考及智識覺知，並將之全面性涵蓋在內的一種完整修習方法。

瑜伽療法，是21世紀的新解藥

瑜伽是一種可深度修習的學問，甚至可說是種藝術的、哲學式的養生健康寶典。當瑜伽修習到深層時，就如同重回母親的懷抱一樣得到喜悅與安適，足稱是21世紀最美妙的一種練習。

在許多臨床治療中，雖然患者身上所表現出來的症狀在表象上可

能一樣，然而實際造成病症的根源、成因卻未盡相同。因此，在不同機構中心對不同症狀根源的患者施行同一種療法時，就會產生不同的結果。而無論是哪一個瑜伽療復機構，他們所實施的都稱做「瑜伽療法」。這種因人而異所產生的調整和不同結果的學說證據，就是「瑜伽療法」有別於西方醫學的療癒價值，也正是它奧妙靈活之處。

表列疾病為瑜伽在近30年來臨床上的研究成果展現，這些疾病都能藉由瑜伽的練習，得到改善甚至痊癒：

藥物戒斷	鼻炎症（鼻子發炎）
肥胖症	氣喘
癲癇症	強迫症（OCD）
憂鬱症	慢性阻塞性肺部疾病（例：肺氣腫）
骨質疏鬆症	糖尿病
充血性心臟衰竭	骨關節炎（退化性關節炎）
癌症	腕隧道症候群
疼痛（慢性疼痛）	平衡問題
過動兒	胸腔積水（肺部裡層積水）
背痛	注意力不足過動症（ADHD）
心臟病發後的康復	飲食失調的疾病
不孕症	性功能障礙

壓力性尿失禁	失眠症
結核病	纖維肌痛
過敏性腸道綜合症	酗酒和濫用其他藥物
心臟疾病	腎功能衰竭
手術後恢復	痔瘡
心智發育障礙	中風後康復
高血壓	更年期 & 近停經期前後 症狀
創傷後壓力障礙（PTSD）	愛滋病
偏頭痛 & 緊張性頭痛	妊娠（包括正常的和複雜的）
多發性硬化症	後小兒麻痺症候群
牛皮癬	頭痛
精神分裂症	鼻竇炎
類風溼性關節炎	脊柱側凸（脊柱彎曲）

　　「瑜伽療法」的任務是去打開人類內在的神聖潛力，用自身的自癒力與適當的外力協助，去療復整體的健康，讓人的身心靈變得更好；它真正的目的在於激發人類最深層的自然天性，讓我們超越自我。當我們的內外身心都非常潔淨，腦袋清明而充滿覺知時，就有辦法掌握自己的身體，然後才有能力去服務別人。瑜伽永遠把服務別人當成最終目標，這是「瑜伽療法」另一個與眾不同之處，人類唯有自助、互助方能得到平衡圓滿。

　　瑜伽雖源自古老印度的智慧，但在某些層面上也與中國儒家思想相關連，並涉及運動生理學、解剖學、醫學、心理以及科學等，是十分全面而完善的醫療輔助療法。當然，這是一種謙虛的說法，事實上，「瑜伽療法」進可攻、退可守，既可單獨練習，也可以搭配不同的傳統療法或主流醫學，堪稱21世紀全方位的養生寶鑑。

　　而對於惱人的肩頸腰背痛，「瑜伽療法」之所以能在練習一小段時間後，就迅速改善疼痛的程度，比其它療法恢復的速度來得更快速而完整，最主要的原因是它不僅僅是生理上的療癒，並將精神及心靈涵蓋其中，理論完整，實務練習多元。

　　我希望能透過本書讓更多人認識瑜伽療法這塊美麗的瑰寶，體驗它的簡單與神奇，尤其針對現代人最常見的肩頸腰背痛，在本書與DVD中皆詳述、演示了如何自己在家就可輕鬆安全練習的方法。

　　這裡所介紹的體位法與練習動作，都既簡單又有效，不論是初學者或已接觸過瑜伽的人，都能隨著步驟清楚明白、由淺入深地進行練習。惟有一個重要的觀念請牢記，就是沒有任何一種療法能如神丹妙

藥般讓你一次痊癒，但只要循序漸進，這套練習絕對能幫助你快速有效地紓緩疼痛，並逐步根除痛源。

　　※當然，若是有任何特殊狀況的族群或個人，歡迎你寫信到我的信箱（newlifeyogacenter@gmail.com），我將解答你的問題。

有些疼痛，可以自己擺脫

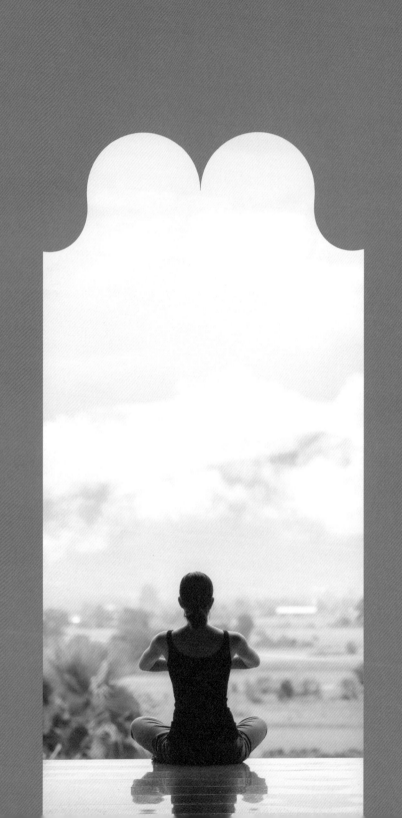

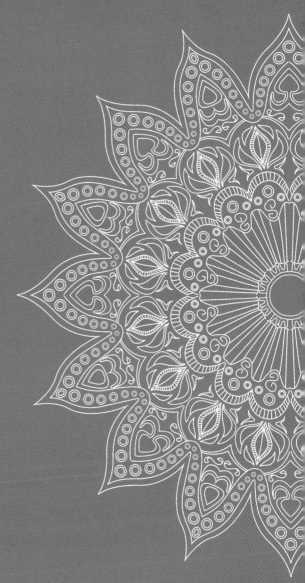

Part 2

30分鐘，
輕鬆解決
肩頸腰背痛

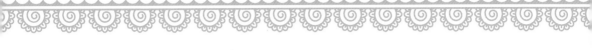

 # 肩頸腰背痛的管理與保養良方

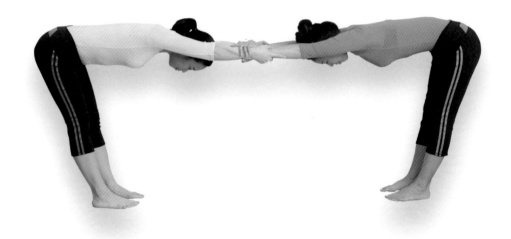

冰凍三尺非一日之寒，無論健康或疾病，都不是一天造成的，折磨人的慢性疼痛自然也是如此。要徹底遠離肩頸腰背病痛，除了在日常生活中**保有高度的覺察力與覺知**（對行、走、坐、臥姿勢正確的覺知與覺察），**規律地活動並適當、適時地排解身心壓力**，也是重點。

但許多人卻不清楚，**過度激烈的運動其實並不適合每個人**，錯誤的運動或活動，不僅無法帶來健康，反而可能造成傷害，尤其是當肩頸腰背部位已經出現異狀時，更要特別留意，以免造成嚴重後果。現代社會的生活和工作型態，使人們承受了或多或少有形與無形的壓力，許多人會選擇跑步、打球、肌力訓練等運動，希望藉以排解壓力、活動筋骨，卻不知偶爾為之的劇烈運動對身體來說，傷害恐怕遠

大於好處。當身體已承受了極大壓力時，肌肉和神經都處於緊繃狀態，此時若繼續施予壓力或強迫進行激烈的動作，不但無法紓解、釋放，反而可能積累更多壓力及毒素。

正確而有效紓解壓力及疼痛的方法，應該是緩和、持續、沒有副作用且安全的，瑜伽便是極佳的選擇，它所有的演進與根據都與自然及身心相呼應、結合，而且沒有想像的那麼深奧複雜，只要透過每日30分鐘輕鬆愉快的練習，便可達成。

肩頸腰背痛幾乎是現代社會人人都有的症狀，本章所介紹的「瑜伽修復體位法」便以此為主軸，能在短時間內紓解疼痛，進而從痛根進行修復，它涵蓋了：深度的放鬆練習、呼吸紓緩操、瑜伽傳統體位法和生命力掌控呼吸法，能在練習過程中，經由一連串和緩的肢體移動，在動作與調息間的互相呼應，幫助釋放壓力、排出毒素，強化肌肉和神經組織，培養專注力，並有助於覺察力的昇起，更深層地觸及到內在精神層面，達到身心靈輕盈、平衡與強化的目的。如此一來，病痛自然無法近身，還能附加體態輕盈美好，是不是一舉數得？

步步調息的瑜伽體位法——每天練習30分鐘，輕鬆愉快解決疼痛

瑜伽在解決肩頸腰背疼痛的療法上，與主流醫學的原理不同，後者著重在運用外力，例如使用藥物來進行緩解，使痛點的肌肉神經能放鬆休息，以達到紓緩症狀的效果。然而造成這些持續抽筋或疼痛的

原因，並不會真正從根源被除去，因此我們還需要做一些比較積極的動作來緩解症狀，並從病痛根源進行解決和修復。

　　肩頸腰背痛的療癒練習，在瑜伽動態的帶領中是非常緩和而輕鬆的，不需要有全套的裝備或特殊的場地，在家就可以隨時練習。只要30分鐘，對於急發的疼痛，便能發揮即時紓解的效果，若能持之以恆，不但能讓長期肩頸腰背痛得以漸進消除，更能達到保養強健的好處。

　　疼痛的發生，有一大半和創傷及壓力脫不了關係，因此在技術層面上，瑜伽的主要理論是讓「深度的休息」與「適當的刺激」並重，這樣才能兼具一方面放鬆並解除肌肉神經的壓力，一方面修復保養的最佳效果。

　　下面介紹針對肩頸腰背疼痛族群所設計之保養與修復練習，便同時具備了紓緩與刺激修復的效果，包括 **「8個急性頸椎痛放鬆步驟」** 和 **「8個急性下腰痛放鬆法」** ，是我融會多年來在國內外進修及授課時實際為人治療的經驗，專為肩頸腰背痛族群設計、快速又有效的紓解放鬆法。這些練習動作雖然都十分安全簡單，效果卻很不簡單。瑜伽這個擁有數千年歷史的古老智慧最精妙之處，就是能將深奧的療癒智慧以最簡單可親的方式運行與展現。

　　建議一天至少練習30到60分鐘，初期以60分鐘為佳，當疼痛明顯改善後，再逐漸減至30分鐘。如果你正苦於急性拉傷的疼痛狀態中，那麼一天至少要練習2至3次。練習過程中，你必須有耐心並盡可能讓自己放輕鬆，慢慢練習，不要急。記得，瑜伽是一種步步調息的過

程，也就是說，**呼吸要「深長而緩慢」**，不要只著重姿勢的到位與否，所謂的到位意指「行到舒適，有鍛鍊到的感覺」。生命的一切機能運作都與氣息能量相關，因此呼吸非常重要，讓氣息自然地吞吐並且去感受這股能量在你體內的進出與流動，**千萬不要屏住呼吸，或呼吸急促而不調整**。

　　如果在練習動作中碰觸到了痛點，請將步驟慢下來，停在原來的地方，用輕鬆的吸吐氣去觀察感受疼痛點即可，**動作是否完全到位並不重要**，每個人的身體狀況都不一樣，因此請不要跟身體對抗或過度勉強它，否則不但達不到效果，反而可能使身體再度受傷。注意你的動作必須是緩慢而放鬆的，瑜伽體位法講究的是步步調息而非動作步步到位，只要觀念方法正確，完全不必擔心在練習過程中會對腰背頸造成傷害。溫柔而正確地愛我們的身體，用傾聽、觀察和思考來取代挑戰身體的極限，用適合身體現況的方式去解決問題並療復它，才是瑜伽的可貴之處，姿勢完美或動作完全到位都不是練習瑜伽的目的。

　　瑜伽體位法練習的療復從不僅止於身體，其影響更涉及身心靈的層面，因此在練習後，希望你能保持安靜並小坐片刻，不要急著起身，深刻去感受那種身心在伸展和釋放後所產生的無盡喜悅，那麼就是一次最成功且能迅速療復身心的練習了。

　　在正式開始進入實際的瑜伽練習動作之前，必須先了解到所有的瑜伽練習，都是為了要讓我們更有自信，相信自己有能力且能適當地掌握並運用身體的自知與自癒能力。擁有了以上對瑜伽的正確觀念後，接下來便要正式進入練習。

專為肩頸腰背痛族群設計的
保養與修復練習

　　「肩頭腰背痛的保養與修復練習」包含「8個急性頸椎痛放鬆步驟」及「8個急性下腰痛放鬆法」，能有效紓緩緊張的肌肉，以及拉傷的頸椎、腰背骨或周圍的軟組織，快速消除、緩解疼痛，持續練習可逐漸達到修復、回復健康的效果，也可以作為平時腰頸椎保養的練習。

　　這套練習包含了呼吸法、瑜伽體位法，淨化法和靜坐練習，可以讓身心得到完全的放鬆與釋放。30分鐘就能紓解疼痛並感覺到身體的進步，你會發現每次練習後，不但一整天感到能量豐沛，同時也會因相當程度釋放了長期積累的壓力而感到身心輕盈自在。

Exercise 8個急性頸椎痛放鬆步驟

　　瑜伽練習是讓身體及思緒進入深度放鬆的一種修習，特別強調對自己心緒的掌握，因此，即使正處於劇烈的疼痛中，也要很有覺知地讓腦神經放鬆、思緒安靜下來，才是最重要的第一步。

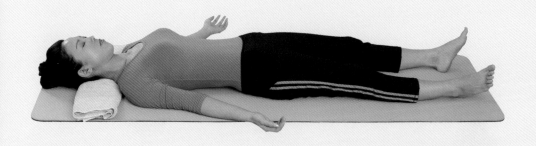

　　首先，讓自己輕鬆自然地平躺在鋪有瑜伽墊的地上或軟硬適中、有支撐的床上，將一塊較大的毛巾平均對摺為二或四摺墊在頸部，使整個頭部、背部和頸部呈現與地面平行的狀態，頸部不可高聳。

　　透過深沉的吸吐氣來放鬆思緒，當身體逐步被安靜的心掌控後，平和地分析你的生活，了解生活中的問題所在，計畫未來更好的生活，以及身心健康。然後準備進入練習。

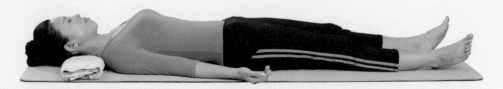

步驟1. 下壓和放鬆

功效：快速釋壓，解除大部分疼痛

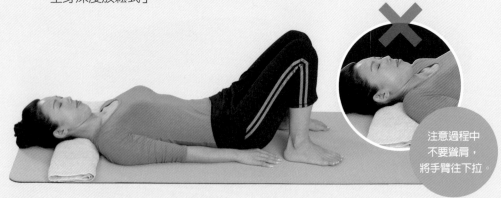

注意過程中
不要聳肩，
將手臂往下拉。

1. 將臉朝上，下巴下收，雙肩自然向後打開，同時伸展雙臂，並使掌心朝上，
離開身體向外擴張大約**45**度角，雙膝打開，讓自己自然輕鬆地躺著，呈現
「全身深度放鬆式」。

2. 吸氣將膝蓋拉起，雙膝併攏，腳板打開至與臀同寬，兩手掌心朝下靠向身體
兩側，輕輕閉上眼睛，慢慢地吸氣，將肩膀輕輕往後推，下巴向下壓，停留
在這個動作維持**3**秒然後吐氣。

3. 接著肩膀後推，腰部以下保持放鬆，再一次深吸氣，將肩膀整個往後推，使
肩胛貼在瑜伽墊上；下巴往下壓，慢慢、輕輕地拉長你的頸部，然後吐氣放
鬆，連續練習**5**次。

30天解決肩頸腰背痛

步驟2. 開心式呼吸法

功效：打開胸廓，促進呼吸流量，紓緩疼痛壓力

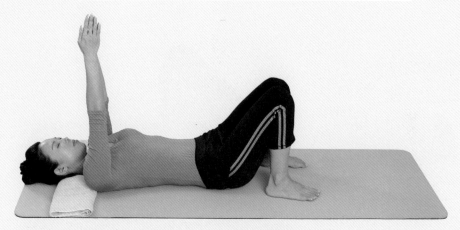

1. 吸氣，將雙手向上拉起朝天空合掌併攏。

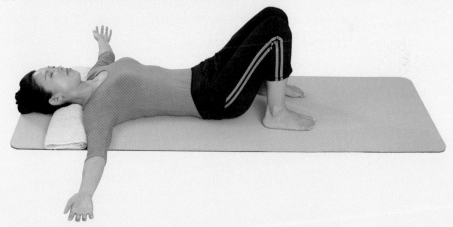

2. 吐氣，將兩手打開成一字型放在地面，分別向兩側延展。

3. 吸氣，再次合掌朝向天空，重複練習5次，5次後放鬆回復為「全身深度放鬆式」10秒。

步驟3. 下壓放鬆呼吸法

功效：消除急性疼痛與緊張

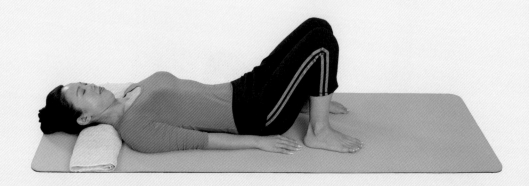

30天解決肩頸腰背痛

1. 反覆練習步驟1：吸氣時下巴往下壓，肩膀往後推到底，吐氣時完整放鬆。

2. 再次吸氣下壓肩膀5秒，吐氣放鬆5秒。此時請在心裡默念「吸氣，下壓下巴肩膀5秒；吐氣，放鬆下巴肩膀5秒」，如此反覆5次。

步驟4. 頸部的側轉移動

功效：紓緩抽筋狀態，消除頸部疲勞與疼痛

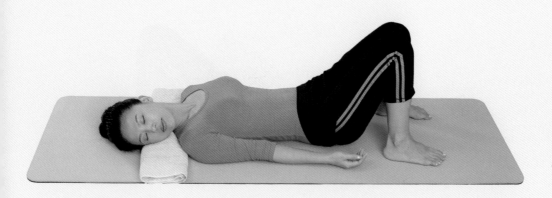

1. 保持臉部與天花板平行，接著慢慢將臉轉到右側，輕輕轉到底，然後再慢慢轉向左側，一樣輕緩伸展到底。這個動作可能會輕觸到疼痛的部位，請不用擔心，只須做到你能容忍的範圍即可，不要刻意勉強。

2. 將臉回正放鬆，再一次慢慢轉到右側。這次碰觸到痛點時，可以再往下一點點，把痛點微微拉開，只要多一點點就好。然後再輕輕轉向左側，同樣遇到痛點時試著再往下一點點，即使是0.5公分都可以。請連續練習5次，練習過後請放鬆1分鐘。

步驟5. 頸部移動及呼吸

功效：釋放頸部壓力與疼痛，消除肩痛與緊張

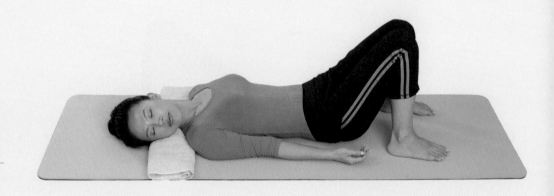

1. 反覆練習步驟4，這次要跟著呼吸來練習。吐氣將臉轉到右側，吸氣回正。吐氣慢慢再轉到左側，吸氣再回正。

2. 第2次吐氣再轉到右側，若碰觸到痛點，便輕輕再往下壓，試著想像自己要把這個受到驚嚇的肌肉，借助空氣的幫忙，將它拉離開那個緊張的肌肉群，只要拉開一點點就好。然後吸氣回正到中央，吐氣再轉向另一側，相同的練習反覆5次。

步驟6.手部的伸展及呼吸

功效：釋放雙手臂及關節壓力，打開肩胛，讓背部放鬆，按摩胸腔

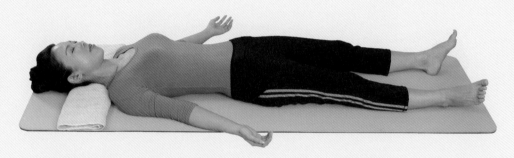

1. 將身體平躺呈現「全身深度放鬆式」：下巴往下，肩膀往後推，手往下拉，
　　掌心朝上，兩膝打開與臀同寬。

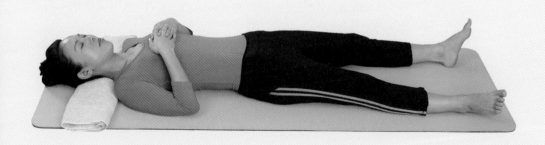

2. 10指交握，掌心朝向自己的胸部放好。

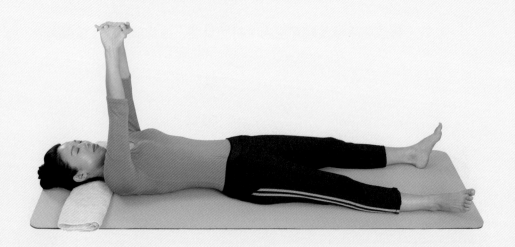

3. 吸氣翻掌將手高舉向天空，吐氣慢慢將掌心回正到胸部。再一次慢慢吸氣將
　　雙手舉向天空的方向，吐氣輕輕回放到胸前放鬆。吸吐氣的比率大約是1：
　　2，即吸氣若為5秒，則吐氣則為10秒。

4. 連續練習5到8次，最後一次慢慢吐氣，將掌心放回到胸前後再緩緩將手打
　　開，回到「全身深度放鬆式」。

步驟7. 下腰放鬆旋轉

功效：紓緩下腰，修復慢性腰痛，有安眠的效用

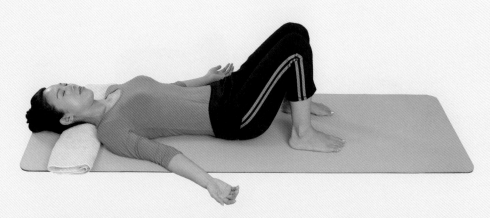

1. 慢慢吸氣將雙膝拉起，兩個腳板打開至與臀同寬，雙膝分開或是併攏都可以，兩隻手掌心朝上離開身體大約45度。

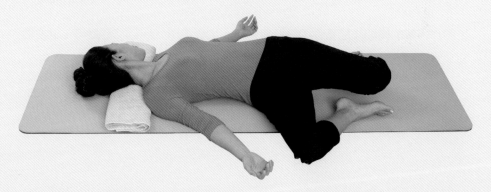

2. 放鬆胸腔，將腰部以上全然放輕鬆，然後吐氣，將膝蓋盡可能完全倒向右側地面，同時將頭部轉往相反方向。

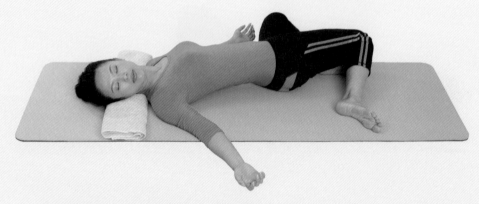

3. 吸氣將膝蓋拉起回正到中央，吐氣再倒向左側停留，同時將頭部轉往相反方向，吸氣再拉起回正到中央。

※動作停留的時間請隨著你的吸吐氣進行，如吸氣5秒便吐氣5秒即可，以左右各一次動作為一組，重複練習約5至8組。

步驟8. 深度放鬆與唱頌

功效：完整放鬆身體，培養內在寧靜

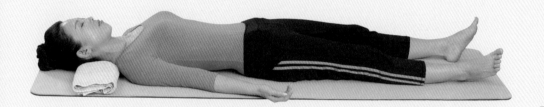

1. 回復到「全身深度放鬆式」，深吸氣使下腹膨脹，然後慢慢吐氣放鬆。盡量維持慢慢深層的吸氣約15秒，吐氣約8～10秒。

2. 在這裡我們要加入Ma的唱頌，也就是唱頌「M/嗯」的音韻。反覆唱頌5到8次，接著進入到「全身深度放鬆式」，全然放鬆，回到自然的呼吸。

※在瑜伽的傳統說法裡，Ma卡拉，也就是「M/嗯」這個發聲的頻率能量，會振動到整個頭部，協助我們放鬆腦神經，紓緩因疼痛而導致精神上的憂鬱和擔心等這類負面情緒。

當身體處在一個完全放鬆的狀態，深深地吸氣將使腹部膨脹得高高的，吐氣時嘴巴輕抿不用力，而唱「M～」這個音時，吐氣多長，「M～」的聲音就拉多長，盡可能越長越好，將氣吐到盡。氣吐愈盡，氣就能吸得愈飽，這不僅能幫助強化我們的呼吸系統，使肺活量變得更強大，也會幫助我們適當地放鬆腦神經。

8個急性下腰痛放鬆法

請讓自己平躺在鋪有瑜伽墊的地上或軟硬適中、有支撐的床上，將大毛巾折成足以塞滿整個下腰的形狀。

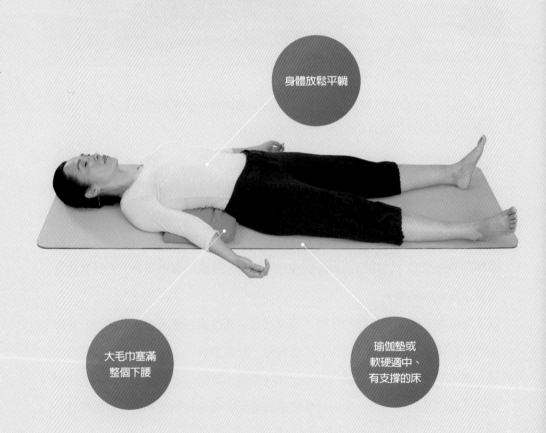

身體放鬆平躺

大毛巾塞滿
整個下腰

瑜伽墊或
軟硬適中、
有支撐的床

方法1. 下壓放鬆

功效：快速釋壓並解除疼痛

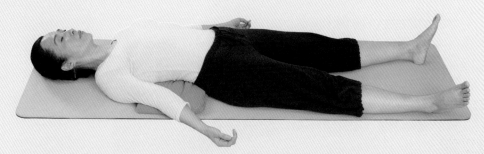

1. 將臉朝上，下巴下收，雙肩自然下垂向後打開，同時伸展雙臂，使掌心朝上，離開身體向外擴張大約45度角，將雙腳打開，讓自己自然輕鬆地躺著，呈現「全身深度放鬆式」。

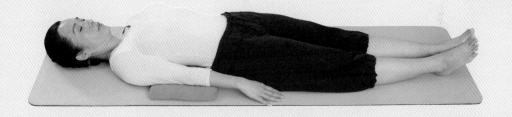

2. 輕輕將雙腳併攏，下巴往下壓，後頸拉直，肩膀往後推，手往下拉伸，雙手靠近身體，務必確定脊椎打直。

3. 接著慢慢將肩膀、背部和下巴向地面的方向壓到底，盡可能平貼在地面上。然後放鬆，第二次下壓，讓你的上半身，從頭部到腰整個都往下壓平，平貼於地，最後放鬆，連續練習5次。

方法2. 下壓放鬆和呼吸

功效：消除緊張，快速紓壓

※動作同方法1的步驟，但這次請伴隨著呼吸一起練習。

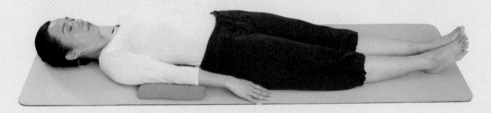

1. 第一次吸氣時上半身下壓約5秒，吐氣放鬆也大約5秒。

2. 接下來逐步拉長吸吐氣，再次吸氣時盡量將上半身及頭部往下壓到底，吐氣時再慢慢放鬆。每次持續5到8秒，連續重複5次後放鬆1分鐘。

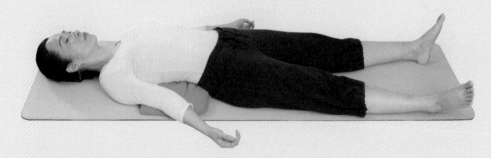

3. 回到「全身深度放鬆式」，保持相同的躺姿，將雙手打開離開身體大約45度，掌心朝上。

方法3. 雙膝脊椎旋轉式及伸長脊椎

功效：按摩紓緩背部疼痛

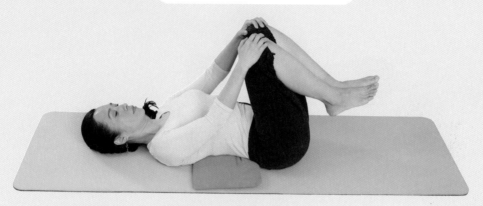

1. 吸氣時將膝蓋拉起，然後雙手抱住膝蓋。

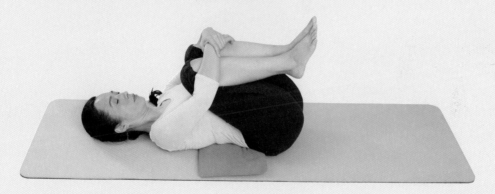

2. 輕輕帶往胸部方向，吐氣壓一下，放鬆，吐氣壓一下，放鬆。

3. 當輕輕壓3次過後，最後一次請將你的膝蓋往胸部方向輕壓大約5秒，然後放鬆。兩手離開膝蓋放在身體兩側，掌心朝下。

※在過程中可能會感到輕微疼痛，那是因為我們的肌肉正在緊張的緣故，不必

擔心。當然，這疼痛必須是可承受的，只需要輕輕壓一下然後放掉，去感受那個疼痛點，不需害怕。

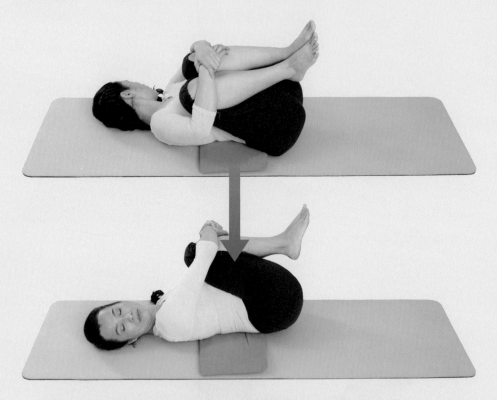

30天解決肩頸腰背痛

4. 接著雙手抱著膝蓋左右輕輕晃動，讓你的膝蓋和下巴呈現相反的方向，當吐氣膝蓋朝右時，頭便朝左，之後吸氣拉回正中央，反之亦同。

5. 左右側各做一次為一組動作，一共練習5組。最後一次，將雙膝帶回胸前，吐氣膝蓋朝左，頭朝右停留1～3分鐘。

※注意每一個動作都要伴隨著細而長、緩而慢的吸吐氣。

方法4. 脊椎旋轉式變化

功效：釋放腰部疼痛與背部肌肉

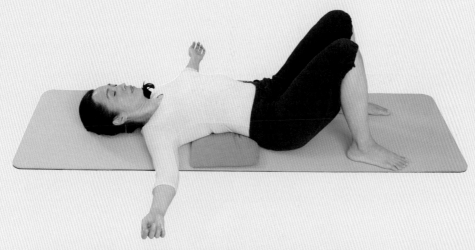

1. 承接上一個動作，將雙膝慢慢帶離胸前，吐氣讓兩腳腳板著地，腳板打開與臀同寬，腰部以上自然放鬆，兩手掌心朝上。

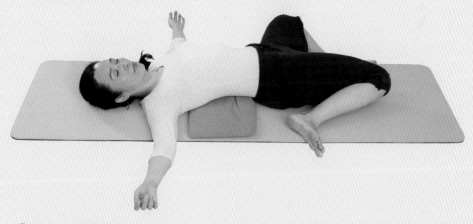

2. 吐氣，將膝蓋朝左、頭朝右（若有頸部疼痛或扭傷者，則頭部平放如圖即可）；吸氣，雙膝拉回正中央。

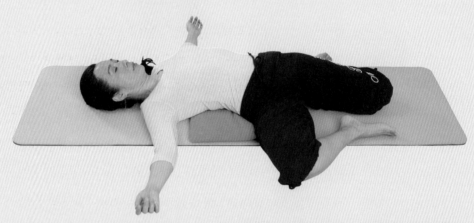

3. 再次吐氣，膝朝右、頭朝左（若有頸部疼痛或扭傷者，則頭部平放如圖即可）；吸氣，雙膝拉回正中央。

4. 如此來回連續1分鐘，最後一次左右側各停留1分鐘，連續3次。

方法5. 雙邊腰部肌肉放鬆

功效：定點紓緩腰部，放鬆肌肉

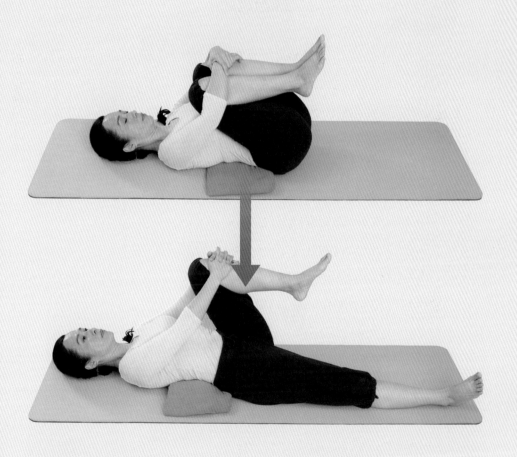

1. 彎起膝蓋以雙手環抱，下巴往下壓，輕吐氣右腳打直放鬆在地面，雙手環抱左膝蓋。

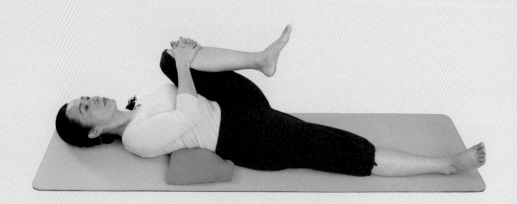

2. 將左膝輕輕壓往胸部，吐氣壓一下放，吐氣壓一下放，如此連續輕推3次後，持續壓5秒後放鬆。

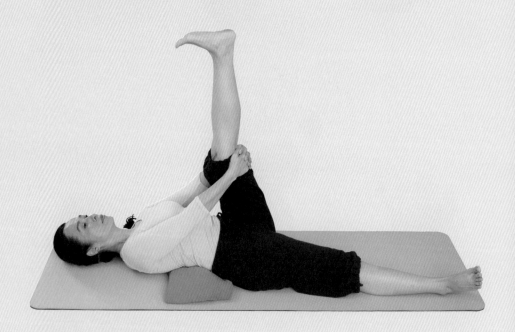

3. 吸氣，左腳向上打直，腳趾朝自己，腳跟朝天空，雙手交握支撐於左膝後方。

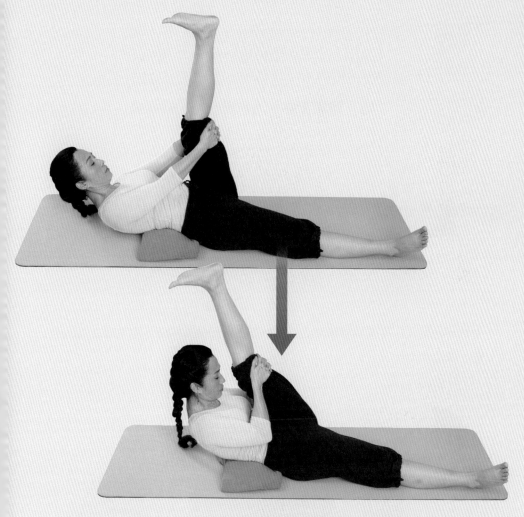

4. 吸氣下巴下壓、頭部拉起，同時將膝蓋拉近頭部，吐氣慢慢放下。

5. 再次吸氣，下巴往下靠近左腿，吐氣放下，連續練習3次後，將左腿放下，
   雙腳輕輕抖動，放鬆十秒。

6. 接著換右腳做相同的練習，最後全身放鬆，吸氣將腹部整個膨脹起來，停
   留，吐氣完全放鬆。

方法6.上背部伸展——半船式

功效：伸展背部，消除肩、頸、腰疼痛

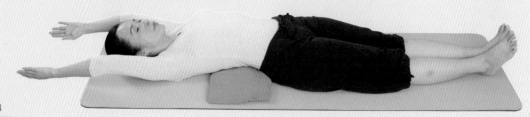

1. 雙腳併攏合一，注意兩腳跟務必互相併攏，臀部微微內縮，兩手放在頭部兩側，掌心朝上。

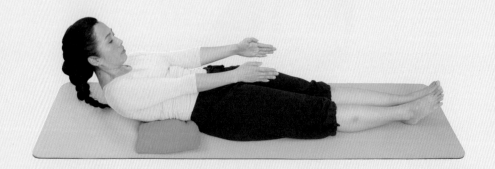

2. 吸氣時將頭部及上臂拉起，兩手指向腳趾，眼睛看著腳趾方向，吐氣時控制力道讓兩手平均地放回頭部兩側，伴隨著吸吐氣，連續練習5次。

3. 最後一次動作請停留3個吸吐氣的時間，下巴記得下壓，以避免頸椎痠痛，吐氣時雙手回到頭部上方，手肘彎曲，放鬆1分鐘。

方法7. 橋式

功效：紓緩下腰壓力，給腹腔溫和的按摩

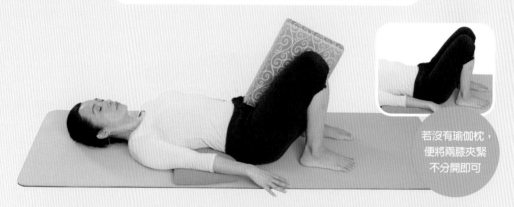

若沒有瑜伽枕，
便將兩膝夾緊
不分開即可

1. 全身平躺，吸氣時將膝蓋彎曲，腳板放在靠近臀部的地面上，兩腳板間隔距離不寬於臀部，並將瑜伽枕夾緊在大腿中央。固定不動，維持正常呼吸。

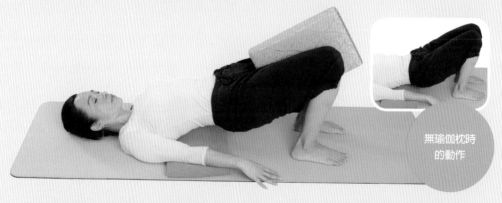

無瑜伽枕時
的動作

2. 再次吸氣，微縮臀，慢慢將腰往上撐高，停留。吐氣時將腰部慢慢放回地面。連續練習5～8次，然後休息。

※練習中若出現輕微緊痛現象是正常反應，但不應過度，瑜伽體位法講求循序漸進，步步調息，並非強迫身體做得愈漂亮、愈到位就愈有效。

方法8.深度放鬆法

> 功效：釋壓，放鬆腦神經壓力，保持平靜

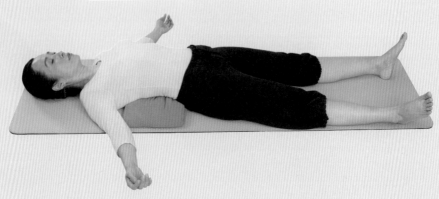

1. 再度將身體回到「全身深度放鬆式」，下巴往下，肩膀向後推，手往下拉，掌心朝上，離開身體大約45度，兩膝打開與臀同寬。現在，我們要練習深度呼吸，做最後的放鬆動作。

2. 吸氣將下腰部輕輕往下壓貼著地面，吐氣，腰部放鬆，再一次輕輕往下壓到底，吐氣放鬆，連續練習5次之後，休息1分鐘，感受一下你下腰的狀態。

3. 接著練習深呼吸及唱頌。吸氣讓腹部慢慢膨脹起來，吐氣時張口唱：A（母音）即「啊」的音，然後吸氣大約五秒，再慢慢吐氣唱：「A～」（啊～）持續大約8秒。連續唱頌大約5次，之後整個放鬆，回到「全身深度放鬆式」休息。

※深度放鬆法（梵文：Shavasana），其原意為如同深深地睡著般安穩，它可以在練習體位法的前後進行，或是當發生急性拉傷、身心承受緊張痛楚時來做，能讓身體在經由安靜、安定的過程中慢慢自行復位。

在一套完整的瑜伽體位法練習過後，你會感覺到整個身體都經歷了被伸展、收縮、扭曲和反轉的過程，這意味著即使是最深層的肌肉，也將有機會去釋放它積累的壓力和緊繃。而隨之而來的深度放鬆法，能在短短幾分鐘內，帶來了這些生理上的好處：

- 降低心率和呼吸率
- 血壓下降
- 減少肌肉緊張
- 減少代謝率和氧的消耗
- 減少焦慮
- 降低恐慌症發作的次數和頻率
- 增加能量的水平
- 增強記憶力
- 集中專注力
- 減少疲勞，獲得更深入的睡眠
- 提高自信心

深度的放鬆能使我們自我內觀，並經由身心的紓緩去覺知更深入內心的自己，感受體內能量走向，讓身心澄清。這在整個瑜伽療法中，是十分重要的基本練習，也是各種瑜伽練習起始的必要式。

「8個急性頸椎痛放鬆步驟」及「8個急性下腰痛放鬆法」這兩套保養與修復練習，都十分溫和而有效，動作循序漸進，著重調息回

復，做起來簡單輕鬆又安全，每天運用短短30到60分鐘的時間，就能幫助身心解除痛苦、回復平衡、機能歸位。對於平時健康、未受疼痛之苦的人來說，也是極好的健康保養療法。

　　雖然透過瑜伽體位法的練習，能夠輕鬆有效地解決疼痛的折磨，但追根究柢，身心健康會出狀況，往往是來自平日對身心的疏忽與糟蹋，疼痛是身心內在狀態出現異常最直接、具象的表現，千萬不要在疼痛解除後就掉以輕心。預防永遠重於治療，要把身心當作情人一樣去了解、善待和愛護，健康就如同感情般需要被經營與管理，才能長長久久，真正與病痛從此分道揚鑣。

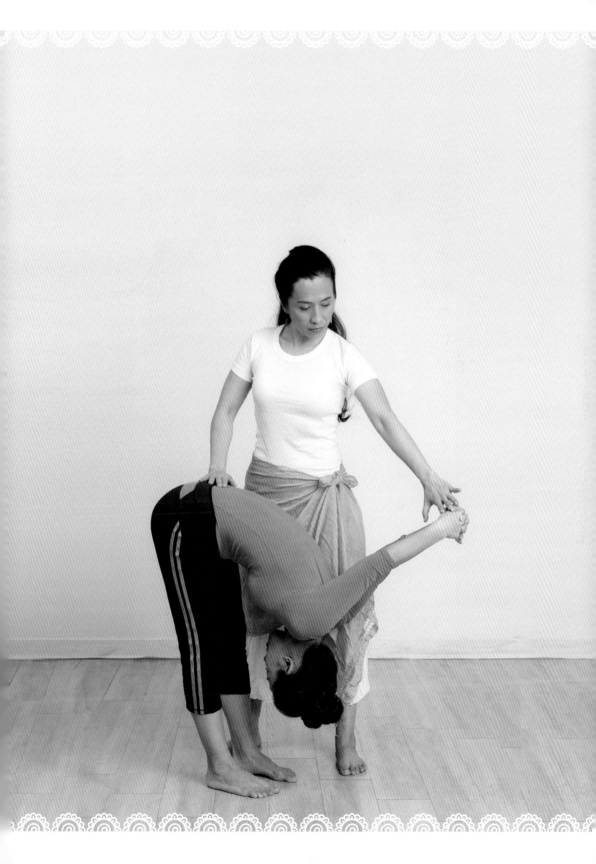

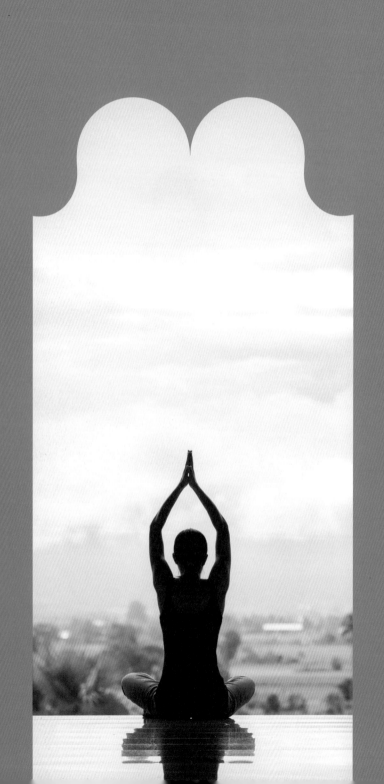

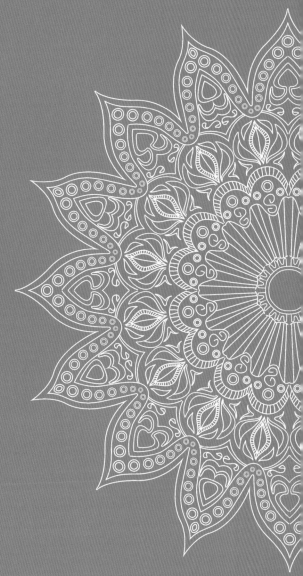

Part 3

防病於未病，
治痛於痛根

談到健康，人人都知道預防重於治療的道理。如何預防，首先得了解造成病痛的成因，才能真正達到預防重於治療的健康管理目的。

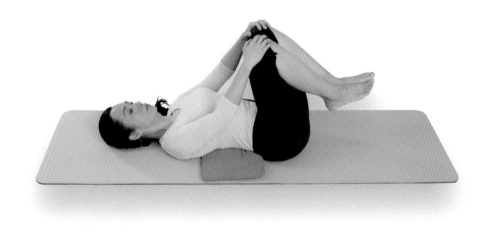

了解肩頸腰背的疼痛成因，才能從根本管理預防

為什麼現代人生活愈加便利，醫療科技日益發達，身上的病症與肩頸腰背疼痛的問題卻反倒日益嚴重呢？人體是很奧妙精密的結構組織，牽一髮而動全身，許多表相上看似無關的病痛，常常都源於潛在的成因，比方各式各樣的汙染和壓力，肩頸腰背痛就是現代社會中最常見的失衡反應。大自然是我們的母親，人生於自然，本當依循自然的生活方式，大自然能給予足夠的能量來豐沛並平衡身心健康。科技發達與生活型態的轉變，卻使我們逐漸脫離了這種原始的自然平衡，

使惱人的疼痛日益普遍、嚴重，主要成因詳述如下：

現代人的肌肉變弱了

　　發達的生活科技，像是汽車、火車等交通工具的發明，讓我們相較於遠古祖先們用走路來保有堅韌強壯的肌肉，現代人大幅度減低了這類肌肉的鍛鍊和運作。現今生活型態中，我們並不需要運用肌肉組織去完成每一件事。尤其是從事勞心工作的上班族，每天最持續規律的活動大概就是用幾根手指頭操作鍵盤、滑鼠而已。於是文明病陸續找上身，滑鼠手、肩頸僵硬疼痛、坐骨神經痛、骨刺等，成了當今最時髦的病症。

　　日常生活中規律的活動，能幫助鍛鍊及保有肌肉組織強壯。當勞動身體時，這些身體的移動將帶給肌肉組織很穩定的訓練，使其足以支撐骨骼的平衡發展。當生活起居間行走坐臥的活動減少，活動頻率和程度降低時，肌肉就會變得愈來愈弱。

　　我在印度求學的3年期間，當時學校不斷大興土木擴建校區，因此每天都有數十位建築工人在工地裡挑磚幹活。在現今的印度市郊或鄉村，多半還延續著古老的建築傳統，尚未進入機器替代人工的時代，人們仍會用竹製扁擔來挑沙子和磚塊，用人工攪拌水泥……因而工地現場也極少聽到機械操作所發出的噪音，即便他們幾乎一年到頭都在動工，也不曾製造出過多的聲響而干擾我們上課。

　　這樣的傳統建築工地讓我感到十分好奇而有趣，閒暇時便會近距離仔細觀察這些日出而作、日落而息的建築工人，跟他們聊天，時不時還會淘氣地向他們要些質地粗糙的溼水泥（與沙子一起和好的混凝

土）來填補宿舍裡的破土地板。起初讓我驚訝的是，在這群工人中，年輕的工人非常少，原來印度鄉村的年輕人也跟大多數急速發展中國家的年輕人一樣，紛紛湧入都市工作，導致留在鄉下的多半是些老弱婦孺。令我驚訝的是，這群工人中有三分之一是年紀超過60歲，甚至70幾歲的老人，從早到晚挑著滿滿的兩擔磚塊或石頭來回工作，雖然步調較為緩慢，身形也顯得細瘦，卻從未見過他們捶著腰背、按著腿、撫著肩膀喊累叫痛，這讓當時的我感得十分神奇而不解。

經過了一段時間的觀察與相處後，才漸漸明白原來是當地傳統的生活型態讓他們自然而然擁有這樣精實強健的體能。他們從年少時就會開始持續做規律的肌肉活動來鍛鍊，日常生活也多半仰賴傳統的手工與步行，因此當他們到了6、70歲時，仍能保有這樣的體魄，雖然體形看起來多半很細瘦，身上的肌肉和力道卻十分扎實，體力、精神與耐力，甚至比現代化都市裡許多年輕人都來得強，當然更少出現腰背肩頸疼痛這類的問題。

由此可知，固定的肌肉活動與鍛鍊是非常必要的，當肌肉在活動時，所能帶動的不僅只是肌肉本身，更關係連結著人體筋絡、骨骼及心肺器官等機能的連動和活化。現代人由於忙碌的工作與過於便利的生活型態，使日常規律的肌肉運作大幅減低，因而造成許多人尚未屆中年，身體便不是這兒痛，就是那兒痠，甚至提早出現骨質疏鬆、肩頸腰背慢性疼痛、器官機能遲緩，甚至是更年期提早的早衰現象。

錯誤且超量使用部分肌肉

姿勢與疼痛息息相關。

肌肉活動的過與不及，都是造成肩頸腰背痛的原因。許多人對肌肉過度使用的理解，可能還停留在進行過激運動或提重物這類的概念，事實並非如此。長期錯誤的姿勢也會在無形中導致部分肌肉被錯誤或超量使用，尤其上班族可能一天中有超過5小時都在辦公桌

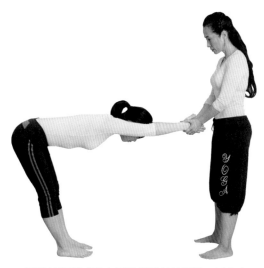

平時就要養成肌肉活動與鍛鍊的習慣，活化身體機能。

前久坐不動、蹺著二郎腿盯著螢幕看；又或者是需要長時間站立的服務業，習慣性的長期錯誤站姿（例如：三七步）將對特定肌肉群形成巨大壓力，造成一側的肌肉被過度使用，而另一側則沒有獲得平衡的運用，使身體兩側不平衡，疼痛便由此產生。

另外像是經常彎腰駝背，無法將腰桿打直等姿勢，也會使脊椎長時間處在一種彎曲的狀態，讓身體的重量壓迫到脊柱上，成為腰背脊椎痛的主因之一。諸如此類的錯誤姿勢都會使肌肉與脊柱的某一特定部分被壓迫，無法得到全方面的伸展、活動和運作，若未能及時得到改善及矯正，長期下來將造成整個身體結構的失調，尤其是對脊椎的傷害，很可能最終導致脊椎側彎、骨刺或肌群傷害，進而影響神經系統，引發一連串可怕的病痛。

非規律卻強烈的活動

錯誤的運動比不動更可怕。

許多人都有自己喜歡的運動，卻可能因為工作的關係而無法常常練習，例如：爬山、游泳或是球類運動等。然而，無論是羽毛球、網球，甚至是棒球或高爾夫球，這些球類運動常會促使我們一些不常被使用到的肌肉，因為某些特定動作而突然被使用到，尤其是腰部的肌肉，大部分球類運動都必須運用到腰部的力量，也就是身體中軸的彈性，如果平時腰部和脊椎的彈性普遍缺乏規律化的鍛練，而在打球時卻突其來、快速而強烈地去移動身體，便容易產生立即性的傷害。

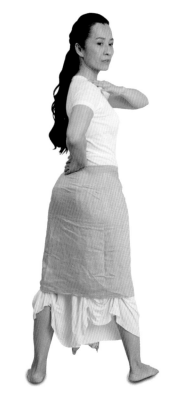

運動本是好事，但若它並非循序漸進且持續，而是一個月或2週才進行一次的話，對肌肉的強化與保養不但完全沒有好處，甚至反而容易因此受傷。每一種運動的根本目的都是為了身體健康，但要從運動中得到好處，必須要有相應的條件支持，並且要適合自己才好。

同時，必須很清楚明白地瞭解到：運動不是額外的事。它與飲食的功能是完全一樣的，**飲食是維持**

運動必須慎選，瑜伽就是最好的選擇。

生命所需，而運動是維持健康身心所需，我們絕不會3天或一週才吃一頓飯，既是如此，就得將活動計畫放到生活中，而瑜伽便是最好的選擇。

運動首先必須是規律化的練習。當我們的肌肉組織很習慣於經歷這樣規律性的練習與移動時，便會自然產生出深層的肌肉群來應付身體需求。但大部分的運動仍多著重在鍛鍊，所謂的鍛鍊，是以瞬間的爆發力作為主要訴求，不論是在強度、速度方面，都顯然比日常生活中習慣的型態來得強。因此，這些你久久才難得從事一次的突發激烈活動，極有可能造成肌肉的拉傷和扭傷，最後演變為慢性肩頸腰背痛的可怕成因。

心理的壓力

你可能不知道，**壓力是引爆疼痛的狠角色。**

因情感跟心理反應所造成的破壞情形，就是壓力。當情感和心理長時間處於一種破壞狀態時，便會造成一些異常的錯誤行為，這樣的行為容易導致過度的敏感，或者稱之為過度的敏感性。過度的敏感性將讓肌肉產生異常收縮，也就是肌肉抽筋的狀態。

舉例來說，在我的少女時代，當時學校體罰仍然普遍，因為升學的關係，每天睜開眼睛要面對的就是一連串的考試，考得不好就會挨打。老師會在講台上依成績高低一個個叫名字上前領試卷。愈到後面我們就愈是緊張得全身發抖，因為很清楚接下來要面對的就是恐怖的挨打時刻，且愈接近聯考打得愈兇，因此，有段時間只要看到老師就忍不住全身都抖起來。這種反應就是所謂的壓力，不自主地手指捲

曲、身體往內收縮，臉的線條變得非常僵硬，這就是承受壓力的具體展現。

於是，在等待老師進教室發考卷的那段時間，有人會開始感到肚子痛或是頭痛，覺得快要暈倒或想拉肚子等高度敏感的壓力反應。如果壓力在短時間內能立即被釋放，或只是偶爾才發生一次，並不會造成太嚴重的後果；但如果是經常發生，甚至是天天發生，那身體可能會不自覺地產生一種經常卻不正常的抽筋現象，也可稱為敏感的反應。

曾有研究調查超過3個月以上慢性腰痛患者的患病成因，得出兩個數據，第一個數據是，經由肢體受傷而造成腰背痛的比例約占67%，而有33%則是由於心理困擾造成的行為異常，引發了腰背中長期的疼痛。1996年有一篇相當有意思的研究報告，以131位慢性下背痛病人作為調查研究對象，報告發現只有38%的人，是因骨頭或是軟組織受損而導致下背痛，而其它全部都是因為心理的困擾，導致不正常的行為模式而引發。

更不用說20年過後，科技突飛猛進，壓力的層級又豈止是當初的33%心理壓力比例而已。到了現在，壓力所造成的各式患病比例已遠遠超過50%了。

由此可知，壓力對引發疼痛有著絕對的影響力。壓力會造成我們一再出現反覆且不正確的行為反應，一旦這些不正常的行為模式延續時間過長，就會慢慢影響到人體，最先顯現出來的，往往就是支撐身體重量的骨架脊椎。

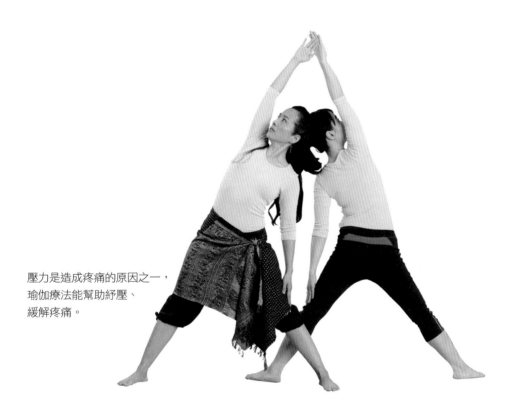

壓力是造成疼痛的原因之一，
瑜伽療法能幫助紓壓、
緩解疼痛。

因受傷所導致的急性疼痛，
該如何應對管理？

由於受傷而產生劇烈疼痛時，首先必須了解造成疼痛的原因，並立即採取適當的方式進行處理，以免因拖延而造成可怕的後果。

急性肩頸腰背痛的管理重點

在身體因外部傷害而造成劇烈疼痛的發作期間，請務必在床上好好休息，此過程可能會持續較長的時間，從幾天到4至6週不等，過程中可請教醫師指示，適度地服用一些止痛藥或是肌肉鬆弛劑來紓緩疼痛，以免因疼痛造成身心壓力，另外，冷敷或熱敷都會有所幫助。

若是嚴重的急性拉傷則須以固定為主，維持在一個固定的地方，或是躺在床上，盡可能讓自己舒適。在剛開始嚴重疼痛襲來時，請盡量保持放鬆並且深沉的吸吐氣，幫助緊張的思緒慢慢沉澱下來，讓氣息變得很深長而緩慢，並試著去掌控並放鬆你的腦袋，深沉的吸吐氣能很有效地協助放鬆緊張及疼痛的肌肉。如果真的太痛而無法控制的話，則有必要請醫生開立止痛藥物，幫助紓緩疼痛。

當疼痛來得又急又猛，可藉由以下五大疼痛管理重點，來減輕疼痛：

1.讓疼痛的部分固定、放鬆下來

若為急性拉傷時則切勿再移動，必須讓疼痛的部分固定、放鬆下

來，因為它很可能傷到了椎骨，或是一些柔軟的組織或骨頭，固定、放鬆能夠讓這些疼痛的地方快速修補好。

2.降低急性發炎的反應

急性發炎時，發炎部位周圍會呈現強烈收縮和腫脹的狀態，這種發炎腫脹的狀態將伸展、拉扯到軟組織，造成神經末端被干擾，同時也會給予神經源頭壓力，造成一種非常刺痛的感覺，並且延伸到整條腿（坐骨神經痛）或者手臂，造成頸椎疼痛，因此必須盡快降低、控制急性發炎所帶來的反應。

3.練習深度的放鬆

藉由深度放鬆的練習，來幫助腰椎旁這條又長又厚的椎旁肌肉放鬆，保護它避免抽筋，同時穩定情緒。

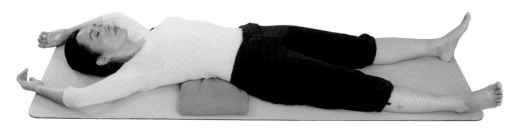

肌肉疼痛時必須深度放鬆，紓緩緊繃的狀態。

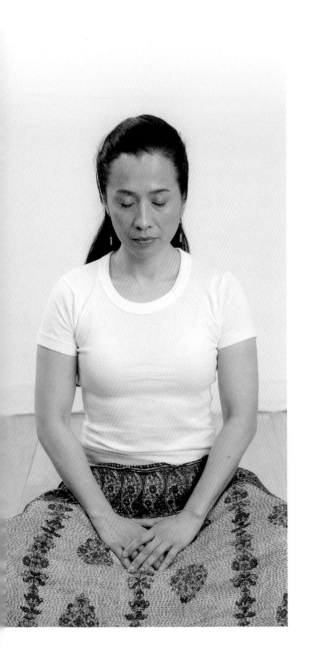

4.固定受傷的部位

　　將受傷的部位固定住，以紓緩尖銳的疼痛感，當劇烈的急性腰背痛產生時，只要有一丁點的移動都會感到疼痛，因此讓受傷的部位固定下來，不要隨意走動或是隨意移動身體是很重要的。靜靜躺著並且放鬆，能幫助緊張的肌肉得以紓緩。

5.放鬆你的心緒

　　讓你的心緒休息。當身體承受巨大疼痛時，如果心思、思緒沒有辦法放鬆，睡眠一定會受到干擾，無法入睡會讓你更加擔心疼痛狀況，而壓力會使疼痛加劇。因此，保持覺察力是很重要的，如果想要快速從急性拉傷中恢復，必須要讓腦神經也就是心緒安靜下來，雜事思想對改善疼痛毫無幫助。

受傷時如何療癒修復？

受傷時可以藉由緩和的瑜伽練習，來改善並修復腰背頸椎受傷的部分，練習的主軸分為三大重點：

第一，放鬆受傷脊椎周圍的肌肉。
第二，輕微加強脊椎附近連帶的肌肉。
第三，賦予僵硬拉傷肌肉的可動性。

瑜伽一般常見的都是強勁的拉筋式瑜伽，雖然在台灣還不甚普遍修復型瑜伽，但在瑜伽的發源地印度和先進國家如美加地區，卻已有專門為患病之人所發展出的溫和舒緩的修復式瑜伽。瑜伽在修復部分的練習，一般來說相當安全，但對已受傷的人來說，在練習之前首先要清楚了解什麼樣的自我練習動作是要避免的。常聽說許多拉傷或腰背肩頸痛的病患是修習瑜伽的人，其中還不乏修習瑜伽多年的資深者，為什麼練習反而會導致疼痛呢？其實是因為他們在練習體位法時，缺乏正確的觀念或不懂得拿捏力道的緣故。

如果你已經處於受傷或疼痛當中，無論是急性或慢性，在療癒或活動過程中都必須特別留意下列重點：

1.從導致受傷的活動中暫停並休息

如果是在跑步中不小心扭到膝蓋、腳踝或拉傷韌帶等，第一個動作就是立刻從運動模式中暫停下來，不要再繼續跑步，可以練習一些

溫和緩慢的瑜伽修復動作來替代。

　　若是在瑜伽的某一些特定體位法當中受傷，那麼這個體位法需要暫時完全停止，以免二度傷害，改練習與之相反的動作，對其它沒有受傷的肌肉部分做一個溫和的牽制。

　　若是在打高爾夫球或網球時，因右手使力狀況而使整個手臂或腰部受傷，就必須先停下來；但完全停止不練、休息不動並不是一個很明智的選擇，反而要開始練習相反的動作，比如說右撇子網球手就可選擇用左手試著揮球拍，但不要上場打球，反之亦然。練習後如果情形改善，就持續練習相反的動作作為保養，以平衡左邊與右邊的肌肉。但切記不可在急性拉傷或扭傷時練習，必須等恢復後才可以進行這種後續保養的平衡動作。

2.避免所有深度的前彎、後彎和旋轉動作

　　當腰背受傷時，請避免練習站姿前彎或者是坐姿前彎，同時也不要練習弓式或輪式、蛇式，這種極度的前彎與極度的後彎動作都必須停止。當腰背已經受傷卻還練習這類強勁的體位法，如同雪上加霜，傷到的將是身體的真正根基，千萬不可大意。

3.避免快速的脊椎活動

　　當下腰部受了傷，不管是在瑜伽的動作上或其他任何活動及運動上，都必須避免做一些快速的活動，例如跑步、快走等。此時試圖用快走或跑步來修復疼痛或幫助睡眠，根本是天方夜譚，這些快速而激烈的動作只會讓脊骨與脊骨間互相產生更劇烈的撞擊，得不償失。

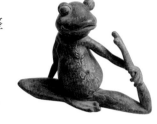

　　我有一位心愛的弟子，某天她醒來時發現整個背部出現了大範圍拉傷，便做起自我放鬆的練習，試圖改善，但還是無法完整紓緩疼痛。那天剛好是師資培訓的深度課程，她一直忍到接近中午才告訴同學她的背痛狀態，同學對她說：「為什麼不問Dada呢？Dada是修復專家，會有辦法能幫助妳放鬆背部。」

　　當她找我求助，說明背部不知名的拉傷狀況時，我問了她幾個問題：「是什麼時候拉傷的？拉傷時的感覺是什麼？醒來時，身體的感受是如何？疼痛的程度到哪裡？」但她並不知道是什麼原因造成。於是我大膽假設，應該是她在睡夢中沒有放鬆身體，整個晚上累積下來的壓力造成背部緊張、抽筋所引起。當下我立刻請她做了大約三、四個特定的瑜伽背部放鬆動作，都是些非常輕鬆而無壓力的動態與呼吸練習。

　　之後我便一邊授課，一邊指導她繼續做放鬆動作。經過大約20分鐘，她的背痛已經紓緩了大半，於是我讓她在聽課的同時持續放鬆，到下午時她已經恢復了90%了。當天課後，我請她回家繼續練習幾個保養放鬆的動作，隔天她就完全好了，絲毫沒有疼痛的狀況。

　　急性拉傷需要在當下立刻處理，因為當肌肉受到驚嚇時，會產生極度收縮，這時最有幫助的就是以溫和緩慢的方式，去釋放這些拉傷範圍因壓力而引發的收縮，此時若能深度而緩慢地配合動作做深呼吸，就更完善了。很多人情急下求助醫藥，例如施打肌肉鬆弛劑、吃止痛藥等，這當然多少能幫助紓緩疼痛，卻無法達到修復根本的效果。

　　請記得，瑜伽的強勁體位法並無法為已經受傷部位的肌肉、軟組織或韌帶，提供改善或恢復的協助，因為強勁的體位法本身就是一種鍛鍊，必須在身體健康無傷的時候才可以練習，這點一定要有清楚的認知。對受傷的族群來說，練習放鬆式的瑜伽體位法（本書介紹的練習）才可以真正幫助修復，達到瑜伽療癒的最大效益。

為什麼瑜伽能有效預防及管理 肩頸腰背痛？

　　本書中的練習，能幫助達到深度的放鬆、去除脊椎的僵硬、鍛鍊肌肉組織的韌性、增加脊椎的柔軟彈性，以根除疼痛外，更重要的是提升內在的覺知。亦即，**練習瑜伽能由身心的根本去解決疼痛的成因。**

　　瑜伽講求的「**步步調息**」，是瑜伽的精髓所在，在溫和的練習中配合調息，能使身體感受到空前的紓緩和愉悅。在溫和而緩慢的動作間，將心緒帶入放鬆的節奏跟頻率中，學習如何保持平靜的心緒，而這個平靜的心緒就是練習放鬆的最大能力，也是解除疼痛的關鍵。

　　對忙碌而高壓的現代人來說，緊張是容易的，但放鬆卻大不易。我在20多年的臨床經驗中發現，如果要讓一個人連續練習一小時非常強勁的體位法或快速進階的體位法，是很容易的，而且許多人都能很快就上手，雖然大汗淋漓，卻一點也不覺困難。但如果要導引一些剛剛修習瑜伽或修習瑜伽多年的人，安靜坐下來20分鐘而不去動他的手腳，只是輕鬆地吸吐氣，幾乎有60％～90％的人無法完全處於這樣一

個短暫而放空的狀態。這並不代表人們都已喪失了能夠自我放鬆的機會或能力，而是現代社會、科技的演進，讓我們忘記了如何去釋放、去得到自然的感受。

在這樣長期而不自覺的緊張與壓力狀態下，肌肉會慢慢變得僵硬而引發各種惱人的疼痛和可怕的病症，因此，適當、規律地修習瑜伽，將有助於全面放鬆身體，當身體放鬆了，精神便會隨之放鬆下來，使身心得到釋放與療癒，病痛自然遠離。

在放鬆僵硬脊椎的練習中，不只用到瑜伽體位法，瑜伽呼吸法也是相當重要的主角。空氣是生命力中最重要的元素，人類可以缺乏陽光一個月，卻無法缺乏空氣半小時，空氣是維持生命最基本的本源。

無論是練習瑜伽或從事任何活動，都是一樣的，如果只去訓練某一特定部分而忽略呼吸調息的話，它或許會讓你的肌肉變得很漂亮，但是內在卻可能因此產生很多的痠、麻、痛。人可以不必移動身體而只憑呼吸法就可以得到所需的營養，若再加入其它體位法，更有如虎添翼的加倍效益。如果把瑜伽體位法當成一種運動的話，任何運動都不像瑜伽體位法如此著重在呼吸法上。步步調息便是指每一個瑜伽動作都要與一個確切的呼吸相互結合。體位法與呼吸法就好比米飯與菜餚，如果只有吃飯，雖說吃了幾碗一定會飽，可並不會讓我們得到很好的營養，唯有飯與菜適當搭配，才能得到完整的營養與均衡發展。

瑜伽是一條學習的道路，學習如何讓自己的內在得到平靜的道路。瑜伽步步調息的精妙跟體位法的合併，本身就已是一個絕頂高妙的療癒方法，更遑論瑜伽智慧所能導引的深度放鬆與心靈提升了。

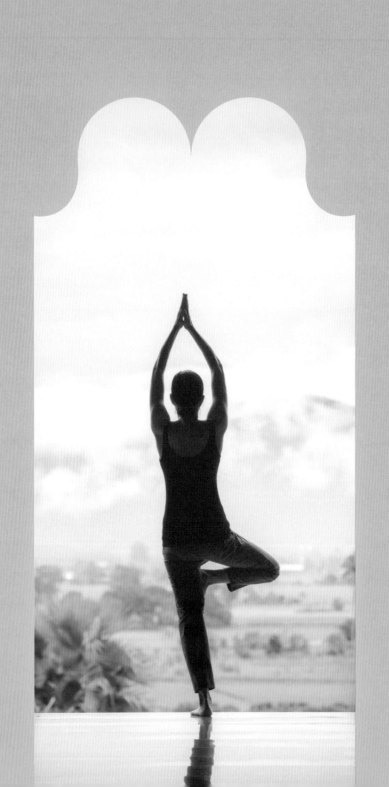

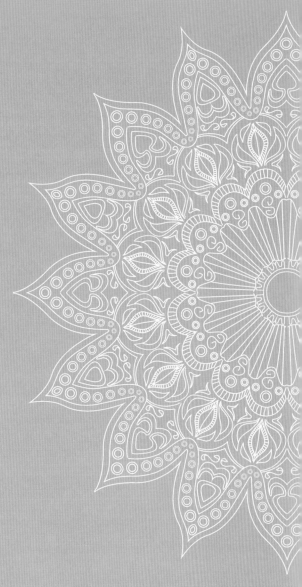

Part 4

健康從呼吸開始

「利用瑜伽生命力呼吸法吸收來自宇宙無限強大的生命能量，這些能量讓我們快速成長性靈，並且在短時間內提升到至高的完美境界。」——瑜伽賢者Swami Vishnu

你可能有這樣的疑惑：「如果生命能量充斥在整個宇宙當中，不費吹灰之力便可得，那為什麼同樣在呼吸的你我，有的會感到精力充沛，而有些卻感覺到疲累軟乏呢？」

那是因為多數人還不了解如何運用呼吸，來獲取吸收宇宙最大生命力的方法和能力，而「瑜伽呼吸法」便能正確引導我們用呼吸來接收自然界的生命能量，使其得以充實飽滿地運行於體內。

在以瑜伽療法治療肩頸腰背痛的經驗中，「呼吸法」是非常重要的一個環節，是人體五個層面中攸關「生命能量」至關重要的部分。為什麼呼吸這麼重要？

瑜伽的生命力呼吸法叫做「Pranyam」，是由「Prana」和「Ayama」兩個梵文所組成的字。在梵文中，Prana指的是「生命力」，Ayama指的是「掌握；控制」，很顯然地，瑜伽的老祖宗在數千年前便認為，能夠掌握呼吸，就能夠控制生命的活力。Pranyama就是維繫生命的能量，它充斥在整個宇宙中，可藉由呼吸直接與身心做完整的結合，它的運作原理就好比電器，需要藉由電線兩端通電後才能全面開啟、使用。我們與自然宇宙間也需要這樣一條網絡，才能暢通連結、接收能量，而這條網絡就是「呼吸」。當人體無法接收到正常且足夠的能量來維持機能正常運作時，一些罕見疾病和非因受傷、生病而引起的肩頸腰背痛及病症就會找上我們。相對地，當重新找回

能量平衡後，病痛也就自然得到改善與痊癒。

　　陳先生是阿茲海默症患者，患病一年多來，手總是無法控制地顫抖，頭也一樣，每天都得準時服藥，否則顫抖的狀況會愈來愈頻繁。對於此類病症的患者來說，瑜伽呼吸法的練習特別重要，它能有效改善因身心能量失衡所導致的症狀。因此，我建議他持續練習呼吸法並配合平緩的瑜伽體位法來做日常保養，不僅可避免病況惡化，更可能進一步獲得全面的修復和改善。

　　他是位非常積極正面的好學生，無論在課堂上或家裡，都非常平靜地配合動作和呼吸，不慌不忙地完成練習。在開始練習修復瑜伽和呼吸法2週後，顫抖的狀況大幅改善，他因此可以減少服藥，服藥的間隔時間也得以慢慢拉長，一個月後，他手部顫抖的情況竟然消失了。

　　事實上，生命能量（也就是呼吸）對健康的重要程度不僅只是瑜伽哲學的單一說法，近代西方科學家便已先後用科學方法驗證了這種肉眼看不見的生命力影響。在數不清的研究報告中，驗證瑜伽呼吸法與生命能量關連的科學證據，在20年中便多達6千份。而我多年的臨床治療經驗，更證實了**呼吸法練習確實能很有效地幫助釋放精神及情緒上的壓力，以對抗、緩和以及療復身心疾病。**

　　一般來說，我只需要觀察一個人的呼吸便可得知他的健康狀況。一個身體健康的人，呼吸定能做到深入的大進大出，肺活量大多是良好而充沛的；而生病的人，呼吸則往往相當短或弱。

　　因此，練習時請千萬不要省略呼吸法的練習，每天只要幾分鐘，便能令你感到心神安寧且精神飽滿。早晨是練習呼吸法的黃金時段，

可用運動呼吸法作為輔助；晚上睡覺前，則可以練習紓緩呼吸法，來幫助提升睡眠品質，進入無夢而深沉的睡眠狀態。

生命力呼吸法——呼吸的規律術

瑜伽的呼吸法種類相當多，最主要可區分為兩大類：第一，是為了快速引進身體能量，增加活力和強壯氣勢的呼吸法，屬於「陽」的部分；另一種則屬於陰性，除了讓身體有能量外，還能幫助達到內外在身心的平靜穩定。後者稱之為「陰性呼吸法」，更適合壓力大的現代人來練習。

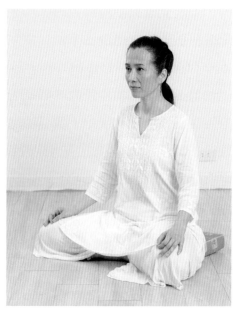

瑜伽的呼吸法能消除壓力，使身心達到平靜穩定。

壓力是造成病痛很重要的成因之一，瑜伽對壓力的解釋是：思緒或念頭過度快速、頻繁運作的結果。當運作速度超過了正常的範圍，人們長期處於緊繃狀態中，若不及時拉回到一個平衡點上，便會導致身心失衡，進而生病。

消除壓力呼吸法可分為下列兩種：

第一種是「**運動呼吸法**」，也就是可用於站姿、坐姿及躺姿的

呼吸法，會用一些動作來導引，藉由不同姿勢來練習簡單的動作，以達到身心的疼痛紓緩。這種一邊吸吐氣，一邊運作身體的方式，我們稱之為「**同步調息**」。好處除了能補充大量的空氣到體內，更能同時運作到身體的每一部分，對較為僵硬，或是受傷、有慢性疾病及疼痛的人來說，是很好的練習，對預防保養也極為有益。

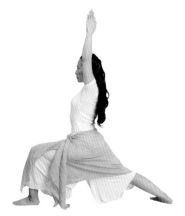

不管在任何情況下，都可運用「同步調息」來保養身體。

另一種呼吸法是「**純粹的呼吸**」，是最傳統的瑜伽呼吸法，方式是保持盤腿或盤坐的單一姿勢不動，此外沒有其它動作。而對於無法盤坐或肢體不便的族群，亦可採取較為舒服的、背部有支撐但不彎曲的坐姿（如：坐在沙發或椅子上，微挺直背脊）或是躺姿來進行練習。此練習不僅能幫助紓壓，更能令人達到精神、心靈上全然的釋放。

這兩種呼吸法的不同之處在於，「運動呼吸法」需要邊呼吸邊運動，但因身體在一種動的狀況下，較無法使心緒完全穩定，故其目的在紓壓，同時活動手腳與身體；而後者則是一種較進階且具有精神和心靈上的修習，當你感到心靈的壓力大過於身體壓力時，可藉由「純粹的呼吸法」快速地讓精神和心靈獲得平穩，釋放壓力，只要放鬆安靜一下，隨時隨地都能練習。

最基本也最重要的「完整腹式呼吸法」

這是一種腹部深長的呼吸法,任何時間都能練習,簡單有效,在睡前練習有助於睡得更加安穩深沉。練習時,請注意以下三點:

1.不要過飽(勿於飯後練習,以免阻礙消化系統運作)。

2.找一個安靜、沒有人打擾的地方,將燈光調暗,窗簾放下,打造一個幽暗平靜的練習空間。

3.可以的話,**請交叉盤腿坐定並將脊椎打直,亦可坐在瑜伽枕上**,藉其支撐使下盤更穩定;若是髖關部、膝蓋或腳踝疼痛的人,可將後背平放在椅背上即可,切記不要讓脊椎歪斜。

首先,請找到一個舒服的盤腿坐姿,將脊椎打直,若是下腰嚴重疼痛者,也可坐到沙發上或在床上進行,完整腹式呼吸法是坐姿、躺姿,以及交叉盤腿坐姿都可以。練習時的吸吐氣都須經由鼻子,鼻吸鼻吐,而非經由嘴巴呼吸,以免導致嘴巴乾燥。

在練習中,呼吸的頻率可以調整,但最完美的方式是漸進性的呼吸,剛開始時採用1:1的呼吸比例,再進階到1:2的比例。

舉例來說,如果你的吸氣是5秒鐘,那麼就接5秒鐘的吐氣,先「吸氣

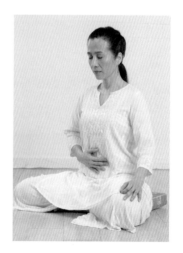

練習腹式呼吸法時,可將手放在腹部,感受呼吸時的起伏。

1、2、3、4、5」然後「吐氣5、4、3、2、1」。當你很習慣這種頻率後，便可進入到第二階的1：2練習，即吸氣若是5秒，那吐氣就是兩倍即10秒時間，這個練習可以培養出更強壯的肺活量。開始「吸氣5、4、3、2、1」，然後「吐氣10、9、8、7、6、5、4、3、2、1」，以每15秒為一個吸吐氣的頻率，一分鐘大致可練到四個循環，每次練習請至少做5分鐘以上，練習的時間愈久愈好。

如果練著練著你感到睡意來襲，就表示腦神經和身體都已放鬆下來。當人在精神緊張時，一定會影響到睡眠品質，有時明明已經非常累了，腦袋卻無法停止思考，思緒像走馬燈一樣停不下來，那是因為我們無法控制身體深處的神經，使之放鬆下來。而瑜伽呼吸法的練習就是一種直接掌控腦神經的方法。

平衡呼吸法——左右鼻孔交替調息法

「平衡呼吸法」的調息運用，能夠控制並平衡能量，恢復精力和清醒頭腦，有效改善呼吸消化過程、鼻過敏及感冒，降低基礎代謝率以減少肥胖，紓緩焦慮和緊張，並增進智力與腦的均質性成長，另外、此練習對高血壓患者也十分有益。在練習此呼吸法時，請注意：

1. **保持放鬆，不要過度用力。**

2. **過程中若感覺頭暈、發麻，表示運氣銜接不順、不夠放鬆，**因此請盡可能保持放鬆。

3. **練習後請靜坐片刻，並感受身心的反應。**若練習得當，則應感到身心清新輕鬆，反之則要調整練習時的呼吸頻率。

4. 最好在專家指導下進行，尤其是有呼吸系統疾病者，應該**先諮詢醫師或專業療法師是否適合後**，再進行練習。

「平衡呼吸法」的調息以1：2的方式來進行吸吐氣，步驟如下：

步驟1：首先請輕壓右鼻孔，由左鼻孔進行完整吐氣，然後左鼻孔吸氣5、4、3、2、1秒，接著換右鼻孔吐氣10、9、8、7、6、5、4、3、2、1秒。

步驟2：同樣地，右鼻孔吸氣5、4、3、2、1秒，換左鼻孔吐氣10、9、8、7、6、5、4、3、2、1秒，連續練習至少5分鐘以上。

這是吸氣與吐氣比例1：2的練習方式。

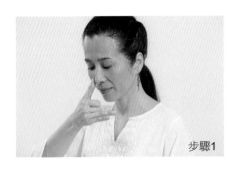
步驟1

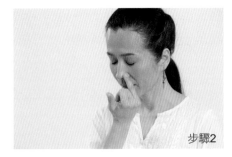
步驟2

生命力不平衡會引發疼痛

當生活方式過度不穩定，或是工作、睡眠狀況不穩定時，會對我們造成壓力。長時間的壓力問題，一開始會在心緒層產生影響，心理情感的不穩定，會干擾睡眠，或出現處理事情難以下決定等心理反應。

慢慢地，時間越拖越長，將會影響到瑜伽哲學中提及的、人體有五個粗糙到精緻層中的第二層面，也就是生命力層，最直接的展現就

是出現消化問題，例如胃口不好、便秘、腸胃炎、消化不良、脹氣等在承受壓力下經常發生的病症。

這種生命力的不平衡會隨壓力的程度而波動，若長期未見改善，便會表現在軀體層，出現像是原因不明的骨骼、肌肉疼痛或是軟組織疼痛、抽筋、痙攣或發炎，這些不同部位的疼痛組合，將聚集在身體的某一個點或某一部位上，造成急性或慢性的肌肉或骨骼疼痛，並反覆發作，形成非功能性因素的肩頸腰背痛。**因此，當出現肩頸腰背疼痛時，如果確定不是因為受傷或功能性因素所導致，此時應該研究的不在疼痛本身，而是到底有什麼原因導致了壓力而引發疼痛。**

許多上班族都習慣盯著螢幕久坐，然而肩頸腰背痛的成因，未必是這些不正確的生活方式，很多是來自精神上的壓力。壓力容易造成身心出現各種病症，例如抽筋、僵硬、容易扭傷及拉傷等，最後演變為慢性肩頸腰背痛，而情緒更是加重疼痛的因素。憂慮、緊張、生氣、沮喪等負面情緒都會讓心緒的頻率變快、變得不規律。此時若本身還有家族遺傳，例如家族中有嚴重背痛或脊椎疾病者，那就更容易在壓力來襲時，發生抽筋、急性腰背痛或頸部僵硬等症狀。

瑜伽對壓力的解釋為：壓力是一種「過快的思考頻率」，當思考頻率或精神頻率反應過快時，這些在慌亂中產生的不正常能量，就會慢慢影響到交感神經、副交感神經和自主神經系統的運作，而提早退化或老化，這便是瑜伽學說中所謂身體層的生命力不平衡狀態。此時我們便可**藉由瑜伽呼吸法的練習，有效率地控制並管理壓力**，讓思考、精神、心緒超速的頻率慢下來，進而掌握頻率走向，使生命力與壓力這兩種正負能量得到補充與釋放。

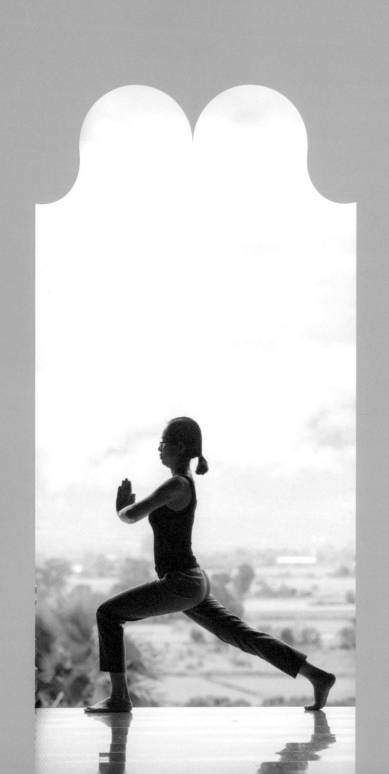

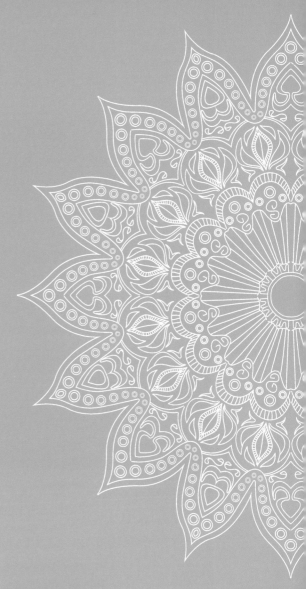

Part *5*

瑜伽身心淨化法

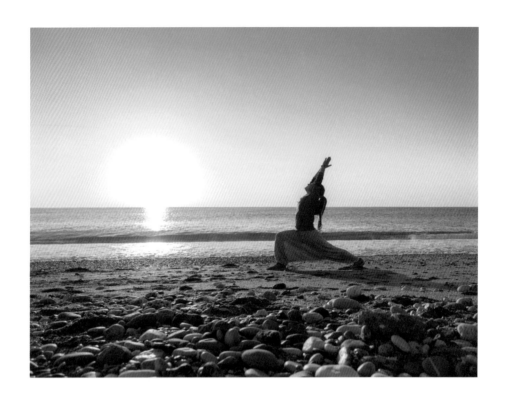

生活在現代化高汙染的社會中，我們無法離群索居，逃離霧霾、調味加工品、塑化物、防腐劑等的毒害；而我們的心緒念頭也會隨著工作、生活各方面的壓力而產生紛亂。因此，更需要簡單又自然無害的方式，經常為自己進行身心淨化。

心靈的淨化成長練習

科技與西方醫學的發達，確實帶給人們醫療上的便利，但在基礎理論與實務上，卻容易忽略或低估了造成病痛的心理層面因素。瑜伽

療法相對於此，更講求的是根源性的全面療癒，著重在身心靈與自然的平衡，包括人體的五個層面以及彼此間的相互關連、影響。而其中心理層面的影響更是相當重要的環節。

在印度瑜伽大學求學與實習時，常會遇到一些高階知識分子的病人，其中不乏一流大學的教授、醫師、律師，甚至是國家政府部門的首長。例如本書Part 1療癒案例中提過的一位罹患憂鬱症的女醫師，在我運用瑜伽哲學輔導後，情況大幅改善。

在這些實際治療的經驗中，我深深體悟到瑜伽療法最困難，也是和西方醫學最不同之處，便是在知識專業上的分類。現代西方醫學講求分工分科，耳鼻喉科的不懂心臟，心臟科的不懂腸胃，這實在是非常大的損失和不足。畢竟人體各部位都是相通、相關的，精神和肉體更是如此，分開治療就如同將人物化，毫不符合邏輯。生理的疾病絕大多數都與心理息息相關，無法切割。

生命的構造極為奧妙，它涵蓋著身心靈與自然間不同層次的交互影響，單一的科技物理治療，並不足以因應生命的精微。瑜伽療法的全面性便是最好輔具，它的強大和無私，絕對經得起考驗。

靜坐淨心／冥想

「每一個人皆有其潛在的神性。」——瑜伽聖哲 韋韋卡南陀

靜坐是外在的型式，靜心是走入內在的進階練習，而淨心則是放

空的高階修行。練習靜坐淨心，對身心的平衡與健康很重要。《瑜伽經》一書的作者，也是瑜伽聖哲宗師的巴坦加里，在書裡開宗明義地指出**修習瑜伽共有八個階段，「靜坐淨心」就是第七個心靈成長的高階階段。**

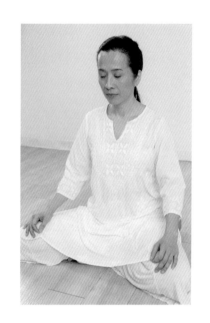

靜坐淨心就如同照鏡子，當我們閉上眼睛時，心靈的眼睛便打開了；耐心地多坐一下，就會慢慢感覺心底深處的潛意識，或深沉的內心感受浮上來，有的人會發現自己無法面對安靜下來的自己，甚至會恐慌害怕，這是因為：

1.**身體的疾病**：生理因素導致盤腿坐著不舒服甚至引致痛苦。但只要能夠放鬆並將上半身拉直不緊張即可，患病的人也可以坐在椅子上練習靜坐淨心。

2.**害怕心裡深處的痛，會因靜下心來而浮現**，以致不敢面對並逃避。

3.**錯誤的知識**：以訛傳訛地認為，靜坐淨心會引來一些「鬼神」之類的入侵。

4.**沒有耐心對待自己的人。**

如果我們每天都會經由照鏡子來看看自己的外在是否得體，身體

有無歪斜、過胖或其他狀況，那麼，不是更應該關心心靈的健康和精神的愉快嗎？鏡子可以反射外在情況，讓我們看見軀體的外在平衡。然而，這個世紀最大的疾病來源就是身心失衡，內心的鏡子能幫助我們尋找內心的平衡，是引導身心對照的最佳工具。它提供了一個絕佳的途徑，去發現靜坐淨心的巨大力量。

靜坐淨心確切的遵循步驟

靜坐淨心的練習，必須在一段固定時間進行，例如30分鐘、一小時或更長的時間。因此，確保中途不被外在、身體或精神上的狀況打斷，是很重要的。

靜坐淨心分為兩種：具體或抽象的靜坐淨心。

1.**具體的靜坐淨心**：觀照自己的呼吸狀況，可在心中默念「翁」（**OM**）或經文等。剛開始練習的人，應該先練習具體的靜坐淨心，以保持靜心並進入狀況。

2.**抽象的靜坐淨心**：諸如沉浸在喜悅、自在、容忍等。這類的靜坐淨心是一些訓練有素的瑜伽士所進行的練習方式。

藉由聚焦（專注於一物）和擴散邊際（專注於無物）以進入靜坐淨心練習的重點：

1.**必須是在完全穩固於收攝感官**（八個瑜伽修習階段的第五階）**或專注**（八個瑜伽修習階段的第六階）後，方能進入第七階。猶如小

孩要先學會坐，然後是站，最後是走的道理，循序漸進地練習。若在身心不夠穩固前便試圖靜坐淨心或強迫自己坐著，任憑你坐上10年也達不到靜坐淨心的境界。

2.**從具體的靜坐淨心開始練習**，其中會經歷心緒的浮動和飄進飄出，因此過程中要不斷地收攝飄走的思緒，放掉所有心理的情緒、欲望，保持一種平靜的心態，直到穩定為止，這是非常重要的。越過了這個關卡後，即可順利進入抽象化的冥想／靜坐淨心了。

3.**清淡的飲食並看淡物質的欲望**，是靜坐淨心／冥想的先決成功條件，為心靈修習的高階鍛鍊。這是條回歸於神性覺知，通往喜悅的靈性啟發之路，為生命的美好與完整，達到最大的自由。如果你方才吃了一客10盎司的牛排，身體便因需要消化如此沉重的負擔而努力工作，所有的能量都到腹腔來加班，你如何能產生安靜的感受？唯一的感覺便是混沌的腦袋罷了。

因此瑜伽養生主張**飲食適度**，不叫人絕對的斷食，也不暴飲，食物為了活著的需求，不為享樂。唯有自然簡單，方得以提供我們身體的乾淨與精神的清晰。在沒有覺知力下，進步和富裕的生活中有時放縱飲食便是我們殘害身心最大的一把兇刀。

瑜伽在飲食中強調乾淨、簡單、自然，食物確實會影響身心的平衡。因此，練習冥想，並從中反覆思考生活與生命的奧妙與意義，是靜坐淨心／冥想最大的重點。

靜坐淨心練習的基本技巧

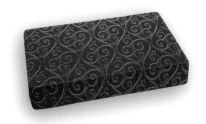

瑜伽枕是靜坐時很好的工具。

　　首先讓自己舒服地盤坐著，如有需要，可用小枕頭墊在臀下，將掌心向上，左右掌交疊，手肘打彎，放鬆身體，脊椎骨微微拉直而不僵硬。注意靜坐時必須保持知覺狀態，不能睡著，練習讓旁邊的聲音與雜思輕輕掠過，不要刻意想進入空無的境界，有耐心地反覆練習便可掌握其中的奧妙。

　　有些小技巧可幫助排除偶爾飄進來的雜思，比如：每當雜思一進來干擾時，便將注意力放在觀自己的呼吸上，或在心中誦「翁」（OM），或是念誦自己喜歡的經文、咒誦等。試著在每天固定的時段、固定的地點，最好是**在無人聲吵雜的環境下練習**，將燈光調暗，由5分鐘開始慢慢延長至適當的長度，比方30～45分鐘。養成習慣後，你會漸漸體會到冥想能幫助控制心神的異動，達到情緒的紓緩及精神的安撫，是一種再簡單不過的養生方法。

靜坐淨心的14個重點

　　1. **在規律的時間、地點練習**，是非常重要的，它讓我們的精神活動力能藉由規律的狀況平定、安靜下來。

　　2. **最有效率的時間**，是在清晨破曉（4～5點間）和黃昏時，此時四周氛圍是被特別的靈氣及強大的能源所包圍；如果時間上不允

許，請選擇一個恰當而不被干擾，且精神較為鎮定的時刻來練習。

3. 試著**安排一個只用來做靜坐淨心的房間**。靜坐淨心是一種不斷的反覆練習，當靜坐淨心產生作用時，這種震撼的力量會充斥在整個房間，你將感受到前所未有的和平氣氛及純淨。

4. 練習時，**選擇將臉朝東或北方向，可以取得磁場震撼的優勢**；練習時身體應該是感到穩固及舒適的，微微挺直脊椎及頸部，但不造成緊張。

5. 在靜坐淨心開始前，**給自己的精神意識一些指示，要它們在這段特殊的時間裡安靜下來**，不去想過去、現在及未來。

6. 開始時請**做有意識、規律的深呼吸，5分鐘後放緩下來**，回到正常輕鬆的吸吐。

7. **讓呼吸保持固定的節奏，吸氣及吐氣各3秒鐘**，規律的呼吸節奏會調節生命的活力和能量。

8. **剛開始時，允許你的思緒四處遊走**，思緒最終一定會集中。

9. **不要強迫自己的思緒安定**，強迫的行為只會讓腦波更活躍，妨礙靜坐淨心。

10. 找一個思緒的焦點（冥想的對象），對於經常用腦力的知識分子，可以**將注意力放在兩眉之間**（第三隻眼）；而情感較豐富的人則可**將注意力放在心（心輪）的地方**，不要隨意改變焦點。

11. **將注意力放在中心，讓它成為集中點**，若是唱誦，則在心裡默念，與呼吸同步，若沒有個人的誦文，就**唱誦「翁」（OM）**，如果覺得昏昏欲睡的話，可以將誦文念出聲來，持續念相同的誦文，不要改變。

12. **將聲音與思緒自然結合為一，在沒有刻意下，反覆不斷地唱誦，**將會帶領至純淨的思想境界，反覆的唱誦會穿過內心，默誦直至心靈感應，純淨的思想境界便會產生。

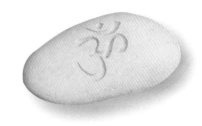

13. 經由不斷的練習，外在二元性會消失，**「三摩地」的境界會來臨**，靜坐淨心需要長時間的練習，要有耐心。

14. **三摩地是一種極樂的超覺知境界**，當已知者、被認知者、知識合而為一，即達到這種神秘的超意識狀態。

當然，利用晚上睡前的30分鐘練習靜坐淨心，讓心緒做一個重整，穩定後再進入夢鄉，是再好不過的了。

如果每天能有規律地練習30分鐘靜坐淨心，你將擁有平和及充滿精力的生活，靜坐淨心對精神及神經的能量耗弱補充有極大的影響，每天不間斷地練習直至熟練，一種神性的力量會自然流向全身，影響你的精神、神經、感覺器官至全身，你將開啟永恆喜悅的境界，精神變成安定而穩固。

各式靜坐淨心／冥想練習方法

下面介紹幾種不同型態練習法，你可以選擇最適合並喜歡的方式，循序漸進練習。對於剛開始練習傳統靜坐淨心／冥想的人來說，可能會感到安靜坐著很困難，事實上一下子要進入到「淨空一切」的

確不容易，但仍有其可依循的方法，比如說以下兩個「有聲／默念」的練習，即是從專注收心開始著手，當我們能將煩雜的思緒放在單一的目標上，就會讓靜坐淨心變得比較簡單而容易上手。

A-U-M三個母音的淨化練習

A-U-M三個母音為梵文OM所組合的三個母音，發生的共鳴在A-腹腔、U-胸腔、M-頭部。唱誦時腹腔、胸腔、頭部便會產生震動節奏，促使全身神經系統的頻率共鳴，如此的共鳴具有淨化和安撫神經系統的作用，讓人達到精神和心靈的穩定感。

安置在任何靜坐淨心／冥想的姿勢上，跪姿、靜坐姿或輕鬆坐姿皆可，手的姿勢為大拇指與食指碰觸、相圈（如右上方圖示），或自然放鬆手指亦可。

讓身體完全放鬆，並輕輕閉上眼睛，接著依循下述步驟進行：

1.緩慢而充足地深吸氣，然後緩慢吐氣。

2.再一次緩慢而充足地深吸氣，然後吐氣用低音唱「啊」（A）的音。

3.再一次緩慢而充足地深吸氣，然後吐氣用低音唱「烏」（U）的音。此時請感覺你胸腔和中間身體的共鳴，如此練習反覆3～9次。

4.再一次緩慢而充足地深吸氣，然後吐氣並用低音唱「嗯」（M）的音。讓自己感覺整個頭部的共鳴，如此練習反覆3～9次。

5.再一次緩慢而充足地深吸氣，然後吐氣用低音唱「啊～烏～嗯」（A-U-M）的三連音。感覺到你整個身體的共鳴，如此練習反覆3～9次。

母音淨化練習的好處

1. 改善專注力。
2. 讓心緒靜下來。
3. 深度放鬆並消除緊張。

簡單的OM 靜坐淨心／冥想

首先緩慢而充足的深吸氣，然後吐氣用低音唱「翁」（OM）的音。感覺身體和精神的深度放鬆，如此反覆練習3～9次。

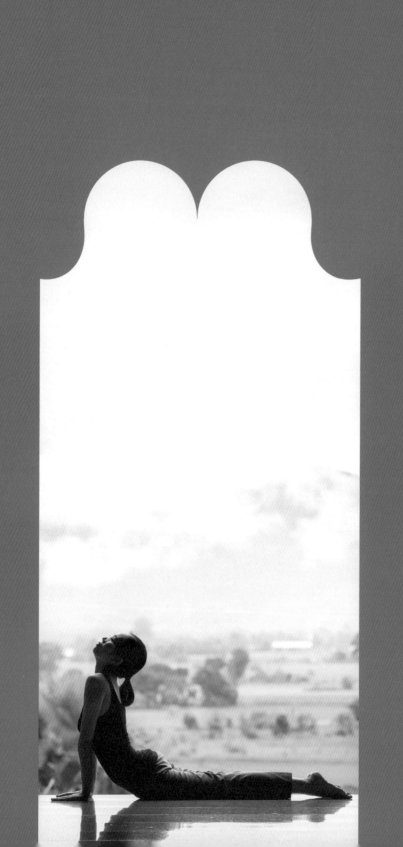

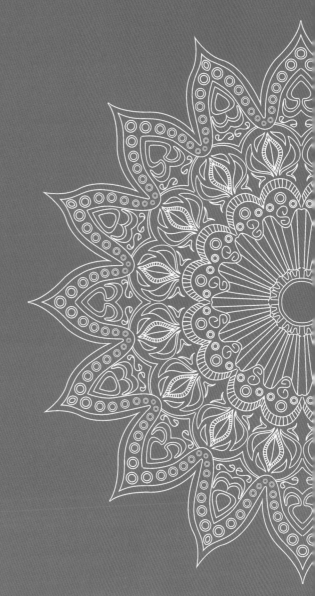

Part *6*

深入探究身體與
肩頸腰背痛之起因

肩頸腰背痛，事出必有因

　　痛是一種身體的自我保護機制，具有警示與提醒的效果。痛並不會無端出現，正所謂「痛發必有因」，要從根本解決疼痛，就必須了解造成你疼痛的真正成因。一般來說，除了因為身體正常的自然老化外，肩頸腰背痛大致可分為幾個類型，包括：受傷型、病理型、功能型，以及心理層面所導致的疼痛。有關生理性醫理層面的成因，介紹如下。

1.背頸部受傷

　　一般而言，背痛比較容易發生在兩類特定族群身上。一是從事需要常常負重工作的勞工族群，像是建築工、搬家人員等，另一類則是常需要將沒有行動能力的病患扛起來、翻身或整個舉起的照護人員，由於這類工作都必須經常讓身體承受巨大的重量，因此腰背受傷的機率很高。

　　我們的背以脊椎為主軸，脊椎是非常複雜的結構，頸部為連結頭與脊椎的重要關節，當脊椎受傷時，會因其程度及受傷部位的不同，而造成相異的結果或狀況。幸運的是，大部分的急性背頸痛都還能在不需要任何醫療或侵入性的措施下，以適當的方法慢慢痊癒。然而，某些特殊的損傷則可能導致巨大的疼痛，需要侵入性醫療行為的介入。因此，若背痛發作每每愈發嚴重，發作時間也愈來愈長的話，就表示疼痛發炎的範圍擴大了，置之不理可能會在未來造成嚴重的後果。此時，就應該積極藉由特殊的測試或診斷，比方透過斷層掃描

（CT）或核磁共振（MRI）的影像技術來協助。

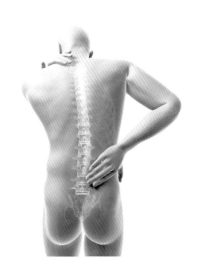

脊椎是很複雜的結構，與身體連結緊密且影響深遠。當脊椎受傷時，常會導致各種不同的狀況，像是手臂能動但腿不能動，也有可能造成四肢癱瘓等，這要視脊椎被傷害的程度而定。如果受傷的部位在頸部，有可能造成癱瘓或失去四肢知覺；如果損傷在背部、下腰或是在胸廓、手臂以下的部位，就可能只有腿部的肌肉會被影響。

另外，背痛的發展，也可能朝著韌帶、肌腱、關節及其附近部位延伸，或沿著包覆在脊椎周圍的神經組織延續至腿部。因此，當背部神經被擠壓時，這訊息有可能同時被傳達到腿部，讓病人感到腿部疼痛及虛弱。脊椎腰頸受傷可能導致疼痛的狀況如下：

◎椎間盤滑脫／椎間盤突出（Slipped discs）

很多人誤認為椎間盤可能因為一些特殊壓力或意外而滑脫出去。事實上，椎間盤是無法滑脫出去的，它只會磨損而不會滑脫。基本上，椎間盤的損傷可分為**磨損、蹦裂或爆裂**三種狀況，這些狀況會造成脊椎的扭傷或挫傷，這往往

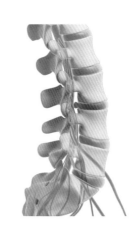

都是在做前彎、旋轉或是舉高等突其而來的動作時所導致的。

椎間盤是一個像果凍狀的圓盤，介於兩個脊骨之間，當其因外力或是極度前、後彎或旋轉時，造成了椎間盤的爆裂或脫垂，椎間盤中心的圓核受到擠壓而往外爆開，將對其附近的神經造成擠壓，導致極度的疼痛。這些疼痛將一路蔓延到下肢和腿部，有時還會抵達腳掌，讓我們感到劇裂而無法忍受的痛。因此任何會造成背部脊柱壓力的原因，都是可能造成椎間盤受傷而導致腰背痛的因素。

而椎間盤滑脫造成難以忍受的疼痛，肇始於肌肉的痙攣及其附近區域的發炎，這是身體對任何損傷的自然反應。突發性的椎間盤疼痛，有可能會非常嚴重，但通常症狀會慢慢轉好，甚至在大多數的情況下，疼痛會自然消失。

◎頸部的椎間盤問題

頸部的椎間盤滑脫狀況，比起下腰來說較不普遍。發生時頸部會變得非常僵硬，疼痛感會在手臂上顯現出來，或者會感到手失去力量、甚至無法動的狀況。

◎揮鞭症／馬鞭式的創傷（Whiplash injury）

揮鞭症或馬鞭式的創傷，通常發生於車禍等交通事故上。患者在沒有預警的情況下，**頭頸部遭受大力的前後撞動、甩動，造成頸部脊骨錯位，同時導致肌肉和韌帶嚴重拉傷。**有些症狀較輕微的馬鞭

式創傷，感覺並非如此強烈，可以使用護頸或是尋求物理治療師做治療，甚至吃止痛藥來應對，當然最好能練習一些溫和具修復性的瑜伽，來幫助頸椎回復正常的活動性。這類較輕微的症狀，通常會在短時間內恢復，並不會影響到日常生活的狀態。

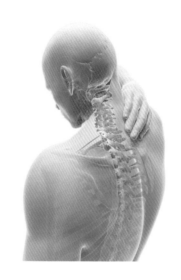

要注意的是一些嚴重的馬鞭式創傷，在剛開始時並沒有太明顯的感覺，慢慢才感到愈來愈痛，疼痛期甚至會延長達6週之久。這可能是因為傷害已經損及椎間盤或其它的構造部分，而導致神經受創，這時就有必要進行一些特別的醫療。

2.脊椎關節粘連

當椎間盤磨損、撕裂而導致脊椎管變窄，便會壓迫到神經，讓神經的功能受到干擾，產生椎間關節的退化和病變，這是一個非常普遍的現象，特別是**中、老年以上的族群最容易感受得到**。這是由於人體日漸老化所造成，因此，它並不會帶來長時間極度的疼痛，而是慢慢、漸漸地由年輕到老的一種循序漸進的疼痛過程。

會讓人感受到極度疼痛的椎關節病變，一般來說是肇始於劇烈的運動或活動，往往是在進行的過程中，因脊椎關節磨損而導致。許多運動員在年輕時極度展現身體的極限，到了20多歲後，關節的毛病就

慢慢出來了，因為在年輕時過度磨損而造成關節敗壞的狀況，遠比一般人還要常見。

◎下腰椎間盤病變

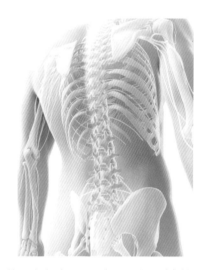

下腰承受著幾乎是全身的重量，而任何背負、加載在身上的重量也都由其承受。此外，它還擔負著身體的彎曲及旋轉工作，因而脊椎的病變通常發生在腰部居多，稱之為「下腰椎間盤病變」。

下腰椎間盤病變大多發生在腰部較下方的區域，一般來說是在第四節、第五節的下腰椎骨間（L4/L5），以及第五節的下腰骨和第一節的薦骨間（L5-S1），此區域的磨損和損傷可能造成坐骨神經痛，影響的範圍是椎間盤，以及小面脊椎關節。

在日漸磨損的過程中，是從脊間盤開始，一直到軟骨的部分。軟骨磨損會造成組織表面開始出現凹狀的坑，使表面粗糙；當磨損持續，骨頭便會慢慢曝露出來或在健康的軟骨上沉積出多餘的骨頭，也就是所謂的**骨刺**。

骨刺的學名稱為「**骨贅**」，它的產生是由於關節發炎造成周圍的骨質增生凸出物，或者是因老化、退化等原因而長在脊椎骨體的邊

緣。然而，**長骨刺並不代表就是椎間盤突出**，反之亦然。除非骨刺壓迫到周圍的神經，否則並不會引起任何不舒服的痛覺。像是長期承受搬運重量的勞工，許多腰椎都長了骨刺，但這類骨刺大多分布在兩側及腹腔旁邊，並不會壓迫到椎體背側的脊椎神經，因此不會造成坐骨神經痛。

◎頸椎炎

發生在頸部的磨損稱之為頸椎病。頸椎病在某些人來說，可能不會感到任何特殊異狀，但對於部分人則會造成頸部疼痛、頭痛或是手臂疼痛。**頸椎病會造成頸部的移動減少，活動力變低**，是一種常見並且多發的病症。隨著時代的進步，3C**用品的過度使用、上班族長時間固定姿勢或低頭工作**，造成頸部受傷的風險大幅上升，且患病的年齡愈漸年輕化。頸椎病

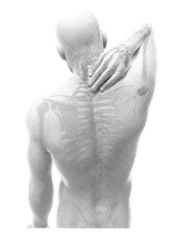

除了因職業或不良生活型態造成外，外傷、氣候環境的變遷、年老退化等，都是造成頸部功能逐漸衰老或產生大幅度變異的原因。

頸椎病可分為脊髓型、頸型、神經根型、交感神經型、椎動脈型和其它型等，在某些型態上會導致頸部甚至是手部的疼痛，在肩胛、上臂，以及胸前區亦會有疼痛狀況產生，嚴重者會造成肌肉痿縮甚至四肢癱瘓。頸椎病可能發生在各個年齡層，一般以40歲以上的中年人

居多，然而由於現代科技生活型態及個人對頸椎病預防的知識不足，在青少年中亦屢見不鮮。

◎尾椎痛

尾椎痛指的是脊椎最末端的部位——尾椎或其附近區域的疼痛。造成尾椎疼痛的原因很多，可分為二大類：第一類是**真性尾椎痛**，也就是疼痛來自於尾椎骨本身，例如：跌倒時坐在尾椎骨上所造成的骨折疼痛；第二類是**假性尾椎痛**，也就是疼痛來自於尾椎骨以外的區域，例如：腫瘤、泌尿、生殖系統疾病、骨盆腔發炎所導致的疼痛。

尾椎的構造是由三至四塊小骨頭連接而成，它與薦骨和纖維軟骨互相連接，男女尾骨的構造稍有不同，男性尾椎骨比坐骨來得粗大，因此當受到意外傷害時能受到比較好的保護，尤其是撞擊；而女性的骨盆腔比較扁且寬大，因此當意外跌坐時，尾椎骨較容易受到挫傷。

3.神經的問題

在一般背部問題中，最常見的成因是神經的損傷，而非脊髓損傷。神經是非常容易被壓扁、壓縮的，有此類狀況時，神經傳達訊息的能力就會受影響，當神經傳達出被壓扁的訊號時，便會感到疼痛、麻痺或是周圍區域的刺痛感。如果受損神經所掌控的是腿部附近的肌

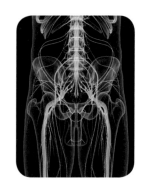

肉，那麼腿部或腳掌就會感到虛弱。

◎坐骨神經痛

　　坐骨神經是由第四和第五節腰椎神經，以及第一到第三節薦骨神經所組合的神經束，當這區域的脊椎關節功能失調，會引起這些神經束血管受到壓迫而產生痛楚和麻痺，甚至造成肌肉萎縮，稱為坐骨神經痛。

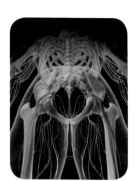

　　導致坐骨神經痛的原因很多，如：日常生活中姿勢不正確、運動受傷、重複性的工作勞動，甚至於骨刺或者是椎間盤突出，都容易造成坐骨神經痛。

4.僵直性脊椎炎

　　僵直性脊椎炎是罕見疾病的一種，好發族群男性多於女性。一般而言，僵直性脊椎炎大多開始於20多歲，如果疼痛的部位發生在下腰或是臀部，則疼痛通常會延長超過幾個星期之久。當受到情緒上的壓力或者是突發、不規律的活動，或遇到寒冷的天氣時，疼痛便會反覆來去。

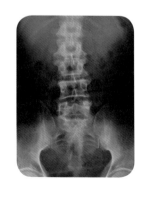

　　僵直性脊椎炎也會造成病患外觀上的改變，它是一種慢性的、逐

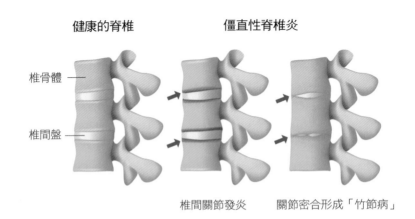

健康的脊椎　　　　　　僵直性脊椎炎

椎骨體 ——

椎間盤 ——

椎間關節發炎　　　　關節密合形成「竹節病」

漸的僵硬，通常發於臀部及整個脊椎，如果沒有經過特殊的治療，脊椎的變異將慢慢固定下來形成一個彎曲而僵硬的狀態，造成日常生活上極度的不便，以及活動力的僵硬。

　　目前造成僵直性脊椎炎的原因仍是未解之謎，家族遺傳是成因之一。免疫系統發炎也是造成類風溼僵直性脊椎炎的重要成因，它在脊椎、臀部和骶髂骨的小面脊髓關節上造成發炎，並環繞在椎骨、臀部、骶髂關節及椎間盤附近的軟組織當中，造成發炎狀態和免疫系統失調。在發炎的癒合階段，鈣沉積在組織當中，造成脊椎骨頭的溶和。若用X光來看這些癒合階段的區域，就好像由骨頭建造起來的橋，一節一節地直立著，有人稱它為**竹節病**（Bamboo Spine）。情感或情緒上的壓力將加劇疼痛的產生及病變，並影響免疫系統的運作。

5.非特異性的背痛（功能性因素）

　　許多人都曾經歷短暫的劇烈背頸痛，它或許會慢慢擴展到臀部甚

至是大腿內側，但不久這些急性疼痛便會完全痊癒。當這類劇烈疼痛發生時，背部會感覺到僵硬和虛弱，有時會發現這個虛弱的範圍甚至分布到薦骨及髂骨，也就是骨盆腔的周圍，這種情況會導致腰非常疼痛，也就是腰痛症。

當這個症狀發生在頸部時，它可能會慢慢往下延伸到整條手臂，因而產生僵硬感或疼痛感，這樣的痛可能會延長至1、2天甚至長達數週之久，但隨後就會康復，有時這類情況會來回復發。這多半是由於負重或是錯誤的姿勢所造成，在臨床上，我們可以用X光去看見腰痛、椎間病的存在，但在研究調查報告中卻很難評估到底是哪裡引起了疼痛。非特異性背痛的成因常常無法確定，專業術語通常稱作腰骶部的拉傷、骶髂骨的拉傷或腰痛症、急性頸部僵硬症等。

🌀 了解脊椎構造，才能健康有道

脊椎是身體正中線，幾乎涵覆著人體所有的神經線路，脊椎的角色就好像是一個無以取代的最佳主角，要測定一個人是否健康，在瑜伽療法上通常會以脊椎的健康做為指標性的結論。當一個80歲的人擁有很健康的脊椎時，那麼他的生命力展現就跟年輕的18歲小伙子一樣；反之，若一個年輕人擁有殘破不堪的脊柱，或是過度消耗脊柱，那麼即便是18歲，他真實的身心年齡也已經是趨向或是老化如80歲。因此，**要擁有健康的身體，首先要有健康的脊椎**，了解它的結構與機能，自然很重要。

1.脊椎的構造

　　人類的脊椎擁有雙S型的構造，幾乎支撐著
整個身體，允許我們做前後左右、所有方向的
移動，同時幫助穩固身體的結構和組織。在整
條的脊椎中，包含著三十三塊、由上而下的椎
骨，平均地由上到下、由小到大的結構。整條
脊椎可以區分為五個部分：

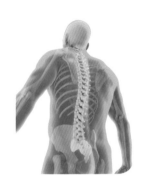

◎頸椎

　　頸椎包含最上端七節的椎骨，它最主要
的功能就是支撐頭部，以及頭部所有方向的移
動。

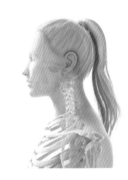

◎胸椎

　　胸椎由十二塊椎骨所構成，分別與兩條
肋骨互相連接，並形成了一個如同籠子般的構
造，稱為「胸廓」。胸廓的主要功能，是在保
護心臟和肺臟。而二十四根肋骨又與胸骨互相
連接，所以相對來說，在胸廓的骨頭構造是比
較堅硬而不容易移動的。

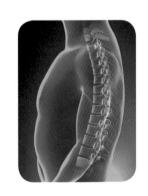

◎腰椎

腰椎是由五塊較大塊的椎骨所連接，其主
要功能是要維持整個上半身的穩定，因此椎骨
特別大又厚，腰部的椎骨能夠讓我們自在地做
前彎及後彎的動作。

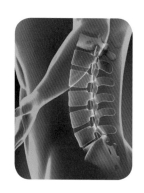

◎薦骨

薦骨是由五塊連結而互相融合成一大塊
的、較固定不動的結構。這一塊狀似三角型的
骨頭，與下腰緊緊連接，而兩側就是骨盆腔。
骨盆腔相對來說，也是屬於比較堅硬、強壯的
部分，骨盆腔是略圓、碗狀的構造，裡面有許
多非常敏感、纖細的重要器官，例如：子宮、
卵巢和膀胱。如此堅硬的骨盆構造，就如同胸
腔一樣，擁有保護著裡面細密器官，使其不易被破壞的功能和特質。

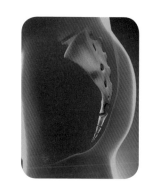

◎尾骨

整條脊椎的最末端，由四小塊骨頭構造而成。一般來說，尾骨較
不易出狀況，它最大可能性的創傷，便是跌倒時碰撞到。

2.脊椎的功能

　　脊椎有三個主要功能：一是作為連接腦部到人體所有部分的重要管線；二是作為身體最主要的支架，提供整個頭蓋骨、肋骨、骨盆腔和肩膀骨頭的所有支撐；三是提供了大範圍的區域使肌肉、肌腱和韌帶可以附著，也就是身體可以移動的最大部分。而這些功能則由椎骨、椎間盤及椎間關節面來負責。

◎椎骨

　　椎骨是非常複雜的骨頭構造，有三個主要的功能：承重、移動及保護脆弱的脊髓。椎骨是厚實、堅硬且範圍較大的骨頭，分為前後兩部分，形狀呈現短圓柱型，內部為骨松質，外部為薄層骨密。上下之椎骨以軟骨連接成柱狀，來支撐身體的重量。

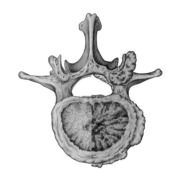

◎椎間盤

　　脊椎可以允許身體前後彎及旋轉，主因是它具有彈性的緩衝功能，椎間盤便是介於兩個椎骨中間緩衝的主要主角。每一

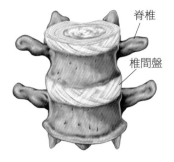

脊椎

椎間盤

個圓盤狀的椎間盤都是微扁平的構造，夾在椎骨中央，讓兩塊椎骨不會輕易蹴撞而產生傷害或疼痛。椎間盤的中央為髓核，是有彈性而柔軟的白色半流質膠狀物質，充滿在上下軟骨板以及纖維環間，能緩衝脊柱的衝擊以及受力。此外，椎間盤也可以增加脊柱的運動幅度。

◎椎間關節面

椎骨被一對小的關節囊液關節所包圍覆蓋，它們位於脊椎的後方，另外一個在其側邊。由於每個關節都是由結締組織的膠囊狀所包圍，因而能產生一些潤滑和滋養的作用，以保持關節的平穩滑動。當它們被拉傷或扭傷時，將造成骨頭腫脹，產生衰敗老化的變異，如：骨刺，並在這些小關節的邊緣，產生神經上的壓力。

3.脊髓

脊髓就是神經組織的管線。脊髓位於脊柱的椎管裡，被椎骨所保護著，是源自腦部的中樞神經系統而延伸的部分。脊髓的形狀如圓卵型，會在頸部和腰部的地方慢慢擴展。人類的脊椎長度大約是在42～45公分，其外圍是神經的白質，當中有感覺和運動神經元的軸突，而中間的灰質部分，則像一個四葉的苜蓿草形狀，包圍著

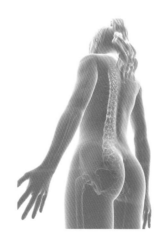

中央的一個管，我們稱為中央管，當中包含著神經細胞本體。脊髓被三層的腦膜覆蓋著，最外層是硬腦膜，中間為蛛網膜，而最內層為軟腦膜。脊椎的主要功能是傳送腦和外周之間的神經信息。

4.脊椎的軟組織

韌帶、軟骨、肌腱和肌肉，形成了一個完整的脊柱軟組織。韌帶是極為堅韌的組織，它連接了骨頭和骨頭之間；肌腱則連接著肌肉到骨頭之間；軟骨的功能則是在小關節的骨頭間充當緩衝器；而肌肉則提供了快速活動所需要的整個脊椎的力量。

5.脊柱肌肉群

背痛的很大關鍵，是由於這些背部的肌肉群掌握著對四周環境的回饋，以及在運作過程中對感知的控制，大約有一百四十塊肌肉黏覆在脊柱上，它們會把化學能（食物和氧氣）轉化成運動的機械能。大多的脊柱肌肉都是屬於自主性的肌肉群（而腹肌、外側肌肉、臀部肌肉則大部分為非自主肌肉），可以將整個脊椎的運作帶齊，讓脊椎可以縮短（肌肉收縮）和變長（肌肉放鬆）。

人的心緒就好比一台電腦，控制著移動、思考以及明確傳達訊息到各個肌肉群，指揮著這些細微巧妙的的肌肉展現。脊柱兩側的肌肉同時也扮演著一個穩定的角色，讓人體在活動的狀況下保持穩固，調整正位，保持直立。

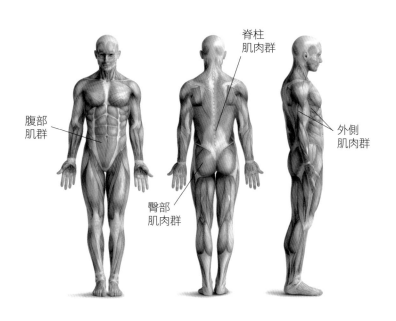

腹部
肌群

脊柱
肌肉群

外側
肌肉群

臀部
肌肉群

　　人體基本可分為以下四個主要的肌肉群，其功能為保持背部的適當位置，以及運作的正常。

◎脊柱肌肉群

　　脊椎周圍的肌肉通常分為三層，第一層：脊突橫突肌群（包含兩塊肌肉）、第二層：豎脊肌群（包含三塊肌肉）及第三層：橫突脊肌群（包含三塊肌肉）。

　　豎脊肌為第二層肌肉，是背後幫助

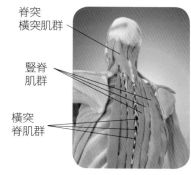

脊突
橫突肌群

豎脊
肌群

橫突
脊肌群

脊椎直立及賦予我們在做重力工作得以支撐。另外，豎脊肌的淺層有脊突橫突肌群，深層有橫脊肌群，它們和豎脊肌統稱脊柱肌肉。

◎腹肌

腹部肌肉有四層，統稱腹部肌肉。第一層：腹外斜肌、第二層：腹內斜肌、第三層：腹直肌，以及第四層：腹橫肌。

這些腹肌包含著兩大片像帶子一樣的肌肉群，從胸廓下緣開始一直到達骨盆腔，兩大片範圍的腹直肌，從胸廓延到兩邊及前面的骨盆腔位置，提供整條脊椎穩定，同時也提供了腹腔相同的穩定作用。當在練習仰臥起坐時，或者從一個躺的姿勢坐立起來時，用到的就是這部分的肌肉——腹直肌。

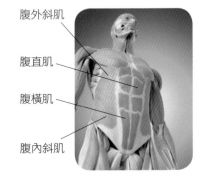

腹外斜肌
腹直肌
腹橫肌
腹內斜肌

◎外側肌肉

外側肌肉群緊靠在軀幹的邊緣，與身體軀幹的側壁緊緊相連。這些肌肉群幫助控制脊椎做側彎的動作，在做瑜伽體位法中的三角式或斜三角時，運用到的就是這個肌肉群。

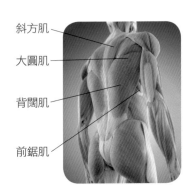

斜方肌
大圓肌
背闊肌
前鋸肌

◎臀部的肌肉群

　　臀部的肌肉群包含：髖部屈肌、外
展肌、內收肌和伸張肌。

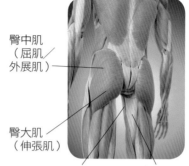

臀中肌
（屈肌／
外展肌）

臀大肌
（伸張肌）

股薄肌
（內收肌）

大收肌
（內收肌）

深入探究身體與肩頸腰背痛之起因

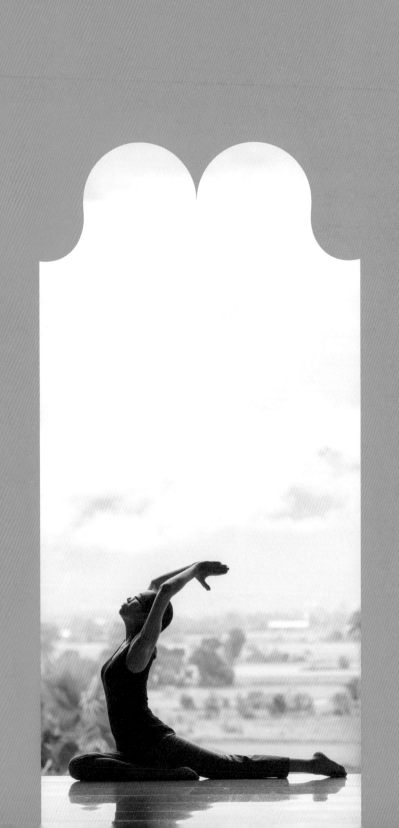

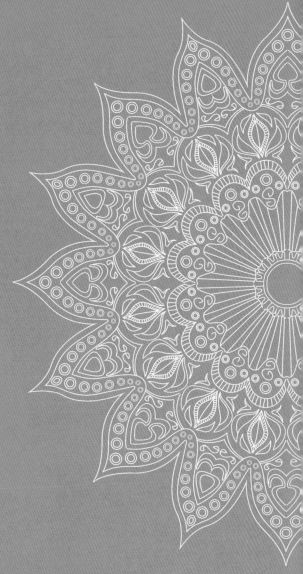

Part **7**

人體的
五個存在層面（Panca Kosha）

在瑜伽哲學中，人體具有身心靈內外的五個存在層面，當五個人體存在層面平衡，才能達到全方位美滿生命。「瑜伽療法」由於涵蓋了人體的五個存在層面的療復與照顧，所以又稱為「全方位的瑜伽健康療法」。

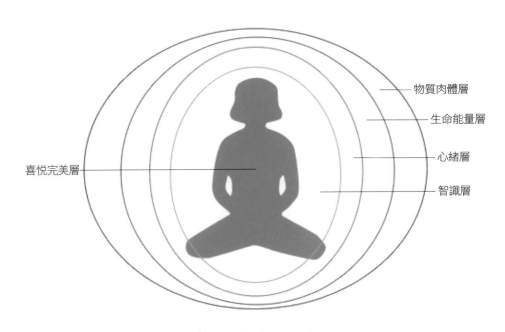

物質肉體層

生命能量層

心緒層

智識層

喜悅完美層

人體的五個存在層面示意圖

明白身心靈層面

　　身心圓滿是健康的一體兩面，互為因果，缺一不整，瑜伽療法是一種依循自然、由內至外追求身心靈全方位完整的健康管理方式，而要真正達到這個目的，必須先了解人體的五個存在層面。

　　「以太出於我，風出於以太，火出於風，水出於火，地出於水，植物出於地，食物出於植物，人出於食物」。《鷗鵠氏奧義書》*

　　經文中藉由父子對話，描述了心靈導師（父親）導引學生（兒子）尋求真理（Reality）的循序道路，啟發我們知曉人類身心靈的五個存在層面，而瑜伽健康管理便是以此哲學為基礎，科學數據為根據，驗證了瑜伽對人類身心靈健康生活的幫助。

探索人體的五個存在層面

第一個層面：物質肉體層

　　兒子問了父親：「什麼是覺知呢？」

　　父親回答：「覺知給予我們暗示，這些暗示將導引著我們去尋找答案，覺知的發展會帶領你去發現什麼是萬物的『真實』面貌。」

　　因為物質所以才會形成宇宙。在宇宙空間中，每一種形成都來自「物質」（Anna），**萬物皆由物質而生，所有的東西都是由物質所**

構成。萬物的建構、潰散以及消逝，也都是物質轉換與消失的過程。

如同從元素導引到其他更細小的粒子、電子到原子核、原子核到質子、質子至中子一般，所有能量都像一個倉庫，而我們的身體裡面就包含著多樣化的化學物質，這些物質聚合形成了原子、細胞、組織、器官等，這些亂中有序的物質，到最後將整合成大自然宇宙的律法。

人體是個小宇宙，其自然法則終歸由神經及賀爾蒙腺體來控制統領，並且提供我們所有的活動，影響著體內每一個微小的細胞變化。物質肉體層就是人體五個存在層面的第一層，是最容易了解也最容易以現代科學去得到驗證的部分。**維持良好的身體物質條件，是常保健康的第一步。**

第二個層面：生命能量層

父親說：「我親愛的兒子，有些事情比你現在所觀察到的這個層面更微妙、更深入，請再回去繼續你的研究和體會吧。」

不多久，兒子再度來到父親跟前，並說：「我發現了另外一個東西！物質之外還有生命力、生命量能。」

生命能量是第一個從身體中產出的能量，但與現代科學所說的電磁波、光譜、電波、聲音、光線、無線電、X光等能量完全不同，現代科學所闡述的「能量」皆屬於第一層物質層能量的範疇。

而生命能量比物質層能量來得更微妙也更細微，它並不遵守一般能量的法則，而是可以自行增長或減少，且不受到外在影響。

在瑜伽經文中，生命能量被解釋為「宇宙的基本結構」，它不但

充斥在整個宇宙中，也充斥於我們身體內外，如同流動的生命力穿過我們身體的每一個細胞，並依循我們的需要在身心每一個部分的不同方向流竄。

我們在思考事情或是從事腦部工作時，這一股生命量能會集中在頭部的地方；而我們在活動雙手做手部運動時，能量便會聚集在手的位置；倘若它的流動沒有經過適當的掌控或是讓它任意四處流竄，長久下來則可能導致身體器官機能失調，造成我們物質肉體層的病痛。**擁有豐沛而掌控良好的生命能量，能使我們活得更加健康、有活力，而這可以經由良好、正確的瑜伽呼吸法來協助達成。**

第三個層面：心緒層

兒子繼續他的研究跟練習，經過了很長一段時間，他回來對父親說：「噢！我的精神導師，我現在終於明白了，心緒是所有事情的來源。」

心緒層是人體的第三個層面，是使一個人產生不同心性的功能，例如個性、記憶、自我。所謂的心緒或是思想，我們將它定義為很多思考的集聚想法，經由我們的感知感覺器官，這些心緒被集聚起來，成為了每個人不同的思考、信息及想法。

舉例來說，當我們在森林中行走時看見了一棵宏偉的大樹，眼睛將大樹的影像傳達到腦中，讓我們感到：「哇！這棵樹好宏偉啊！」這個影像在眼前停留了一小段時間，繼而我們的記憶會馬上讓我們感知到這棵大樹好像是最大的一棵大樹，而產生好想要擁抱它、多看它

一回的念頭。

這些記憶進入心緒中反覆流通後，會讓我們更深刻地感覺到它的特殊而有了更多想法：「多壯觀的一棵大樹啊！我多麼喜歡它啊！我多想停留久一點、和它在一起啊！」

這種經由不斷重複出現的思考心緒所延伸出來的情感，我們就稱之為感情的依歸。這種感覺就好比喜歡及不喜歡、愛與恨的分類。這些對立的情感感覺，其構築基礎就在於愛（我），也就是我（ego）這個自我的建立點上，而這樣的情感歸屬則導致了人類的快樂及痛苦。當這種感情的力量變得非常強烈時，它會開始控制我們的活動，導引我們做出錯誤的決定或行動，這種強烈波動的情感違反了瑜伽的宇宙自然規律，而違反自然規律將導致身心失衡或是壓力。

心緒層是我們精神和情感的儲存庫，同時影響了物質層跟生命能量層。當我們的心緒處於不穩定的失控狀態，將進而引發物質肉體的不平定和生命能量呼吸的不和諧，因此它是**人體五個層面的核心**。有愈來愈多的病痛被證實與壓力有關，心緒思想就是這樣影響著我們的健康。

第四個層面：智識層

當兒子跟他的父親亦是靈魂導師說明了關於他美妙的發現，父親很高興地說：「請繼續吧！繼續再往更高層的瑜伽靈性所在走去，再一點點就要到達頂點了，你正在一條正確的道路上。」

經過了一段長時間的研究，兒子恍然大悟，更高深的層面原來是「智識」！是整個宇宙共同的知識，而這也許就是最後的一個真理。

智識層是存在於人體當中接近最高階的層面，每個人都有二層心緒、二種界面。怎麼說呢？例如：當我們的肉眼看到一棵宏偉大樹時，我們的心會讚嘆「哇！多麼宏偉的大樹啊！我想要親近它！」當我們的心緒開始這樣想時，你的手就會慢慢伸出去、擁抱樹，或去觸摸它的樹葉或樹幹。由於喜歡，你可能起了想在樹上刻下自己名字的念頭，但這時心裡有個聲音會說：「這棵樹不屬於你，它是整個大自然的，沒有任何人應該侵犯大自然的存在。」於是你又慢慢把手縮回來。

這樣的一種覺知是慢慢衍生出來的，它導引著我們所有外在與內在層面的行動，這種**具有智慧，能夠由淺入深、由內到外逐步形成的「覺知」，便稱之為智識層**，是區分人跟動物的最大不同點。大部分的動物都擁有「知覺」，卻不會有如此的覺知，擁有覺知的唯有萬物之靈的人類。

智識中的辨識力能帶領人類走向更高階的淨化，同時也能導引著心緒層使其超越人類的原始本能。好比說「性」是屬於非常基本的生理本能，動物皆有其「性週期」，但唯有人類才能夠經由智識去做判斷及選擇。瑜伽經文中確切描述了人類的智識層面遠高於心緒層面，並且能夠掌握第三層的心緒所在。**瑜伽修習有助於智識的清明與掌握，並藉以協助心緒層運作，是身心靈健康的重要環節。**

第五個層面：喜悅完美層

於是身為靈性導師的父親導引著自己的兒子走向最高階的練習，父親看見了已經抵達最高境界——極樂之境，也就是喜悅完美層——

的兒子，正沉浸在一種和平、深沉的喜悅當中，那是一個沒有小我、沒有肉體的展現；那是沒有自我，無智識亦無心緒之境。兒子當下完全穩定在一個真正平靜的境界裡。

當我們達到心緒、精神、生理、身體、心靈上完全穩固，超越喜怒哀樂的淨空狀態時，那個境界我們就稱為喜悅完美層，即至高無上的極樂之地，它歸屬在人類的第五個層面，也是最為微妙的層面。在這個層面上，完全沒有多餘的情緒，而是完全的安靜，完全的和諧，完整淨化的健康。

在人類的心緒層面上，是以創造力為主導地位，智識層則以辨識力為中心，而在喜悅完美層則體驗了完整的喜悅、至高無上的平靜，這也是人類淨化最高階的階段顯示，是五個人體存在層面當中最深入的展現。經由修習瑜伽逐步協助人體五個層面的和諧平衡，自然能達到身心靈圓滿平靜的健康喜悅之境。

兒子在尋求真理、尋求真正的身心靈健康中，一步步慢慢地領悟到無限宇宙的演化過程，從一個層面到另外一個層面，這個經由分析每一個步驟的過程，我們就叫它Panca kosha viveka（五個層級的辨識力），也就是經由研究經驗而完成人類的五個存在層面。而這套相關的練習，我們稱之為淬煉。人類在困境中經由淬煉去轉換自己並且得到釋放。在每個循序漸進的層面中，一層層脫去束縛，由小我轉換到大我，從最基本的肉體自我，一直到無限的可能性，這便是奧義書中所描述的人類的五個層面之基本哲學理念。

人體五個層面的健康管理

　　瑜伽理論中，人的身體包含了肉體、生命能量、心緒、智識，以及喜悅完美（靈性）這五個存在層面，而愈精密的層面就愈具力量。如何將這五個層面與瑜伽療法融合，運用在現代生活中？

改善物質肉體層

　　精神健康首先得來自身體健康。瑜伽體位法講求**身體的內外淨化**，是根據大自然的一切——如動物、樹木等特性——所衍生出來的練習，其重點並不是外在健美的展現，而在於激發人類最深層的潛能。它非常有力量，並兼具精神穩定和內觀的效益，能修復、保健軀體並同步融入對等的呼吸，當生命能量被適當地引導和啟發時，所有的內分泌腺都會開始活化。因此，瑜伽療法的第一個重點練習便是在物質肉體層的改善。

◎飲食方面

　　均衡的營養扮演重要的角色。瑜伽飲食對肩頸腰背痛者的建議為：

　　1.**三餐避免過度精緻飲食**，以五穀雜糧為主。
　　2.**多吃新鮮蔬果及纖維多的食物**，可去除便秘和維持體重。大部分病痛患者或多或少都有便秘和肥胖的傾向，絕對要避免過量和過度精緻的飲食。
　　3.**增加鈣質的攝取**，多喝水。

4.遠離人工合成食物、過多乳製品，少碰高糖、高鹽的食物。

◎肢體修復——體位法練習

　　缺乏規律的運動，將使關節和韌帶變得僵硬而沒有柔軟度，習慣性久坐及少動的生活工作型態，亦會導致無可避免的肩頸腰背痛。**持續練習瑜伽體位法能有效強化關節和周遭肌肉，緩而深長的呼吸也能幫助受壓的關節進入深沉的放鬆，同時降低發炎、疼痛，並增加肢體彈性。**要注意的是，強勁的體位法不表示對疾病有恢復的作用，相反地，它可能對腰背受傷的人造成再次傷害。因此，**肩頸腰背痛族群在體位法的運用上，應以緩和的紓緩操與修復式的特別體位法為主。**

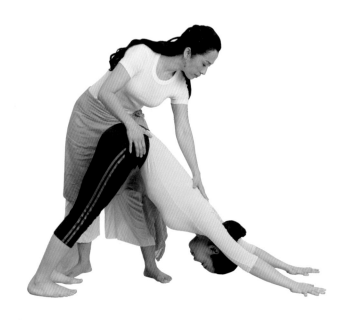

活躍生命能量層

　　生命能量能和諧地導入身上的每一個細胞，讓它們保持活躍及健康。能量是經由經脈血管流動的，當練習瑜伽時，深層而有節奏的呼吸必須同步進行。在此過程中，它將會完全**將肺部的有毒廢氣淨化，幫助新鮮空氣進入身體，肺部因此能獲得完整地活化與擴展，增加血液中的含氧量**，如此一來便會增進生命力，身體和大腦的細胞及組織便能因此得到充分的空氣支持，進而改善散漫遲鈍的習性，而呼吸系統的毛病和呼吸道中過多的黏液亦會被排除。當練習體位法時，必須結合深長而緩慢的呼吸，以幫助重新將生命力灌入體內，幫助身體健康的運作。生命能量（呼吸）是心緒和身體的橋梁，因此練習呼吸同時也能**幫助延遲老化和降低壓力，獲取並平衡生命能量**。

◎生命能量層的練習

　　1.深度淨化法

　　淨化對消除代謝性酸及排除身體廢物非常重要，當毒素無法被排出則會累積在關節、血管和組織中，造成病痛。淨化法能將人體機能系統修復至正常的運作，增加身體彈性、消除僵硬，此外能幫助發展身心的覺知，加強意志力。

　　2.呼吸法

　　交替呼吸法能幫助關節炎患者降低疼痛和發炎的現象，而鼻孔交替呼吸法（見P.95）、蜂鳴式呼吸法或深層的腹式呼吸法，都能降低肌肉疼痛和僵硬。

有效掌握心緒層

要有效掌控心緒，就得要利用專注和靜坐的練習，以達到一種很平和的狀態——超覺知。在**人類存在軀體中有七個主要的靈性中心，稱為脈輪**，它們在身體裡的展現層面，就是神經組織及內分泌腺。經由體位法的練習，這些能量點就能被用在專注於思緒及發展覺知中。當練習時，身體的運行會增加生命能量，而脈輪開發的部分，則會讓精神和身體擁有更好的集中力和專注力。這是個雙向的層面，將會帶領精神覺知及肉體結構達到一個比較高的層次，就是所謂身體和心緒的結合。

◎心緒層的練習

1.諮商和講座

心緒層的練習，目的在幫助人們接受自己真正的狀況，並強壯自己的精神。透過與診療師或專家諮商，以及參加瑜伽健康講座，能將幫助達到概念上的更正，清楚自己的感知，幫助擴展想法和建立正確的態度，並能夠坦然地自我接納。

2.冥想靜心——淨空思緒

潛意識的深層壓力、抑制的情緒、恐懼和極度敏感，將導致僵化的個性。運用冥想來放鬆精神和情緒的緊張，紓緩壓抑的情緒及衝突，有助於釋放關節的僵硬，消除疼痛。而深度的放鬆更能幫助發展情緒精神上的正面狀態。

發展自我覺知的智識層

　　智識層是人體的第四個存在層，它是我們的智慧和知識，帶領心緒方面的辨識能力，以分辨對錯好壞，並且經由意志的選擇，幫助我們走向一種恆久的喜悅。這種覺知會持續地帶領心緒層去達到掌控自我的本能，智識層是人類跟動物得以區分開來的最大界限。**當練習瑜伽時，會減少雜思，因此能發展自我的覺知，當雜思降低，心緒會轉換成正面，平靜的心緒會導引一個人的想法變得正面且具有創造力。**

絕對和諧的喜悅完美層

　　人體最深層精緻面的展現，稱為喜悅完美層，也是最敏感的部分，因為在這個層面裡，沒有任何的情感表現，無執著、無罣礙，它是一個絕對的安靜心緒。從不執著的工作中去得到快樂和喜悅。不執著教導我們真正的存在目的，發掘個人內在的本質，並去除消極的想法，改善生活品質。

　　瑜伽練習將帶領我們到達完全的和諧以及完美的健康狀態。當身體處在一種穩定的狀態下，生命的能量就會經由身體慢慢地進入第二能量層，降低第三智識層的雜思，在第四智識層用正面的態度將我們帶入全然的喜悅中，並導引到第五喜悅完美層，達到身心靈的豐沛圓滿、完美平衡。

＊注：《鷓鴣氏奧義書》是印度婆羅教最早被寫成的奧義書，為印度十一本主要奧義書之一，其中講述人體存在五個層面且「相因而生」，從低級到高級的萬物都是由最基層的「我」（宇宙源流）直接或間接產生的。

給讀者的叮嚀

　　「瑜伽療法」主張的是有自覺的學習、用自然的方式、靠自己重建健康。

　　本書雖然是以肩頸腰背痛的修復做為主軸，提供日常生活中最輕鬆簡單且自然的方法，有效消除疼痛找回健康，但事實上，瑜伽療復的原理不只對解決疼痛有效，更對每個人、無論健康與否都適用。

　　在全方位的瑜伽療法中，諮商一直是非常重要的部分，每一位瑜伽療法師，都要擅長諮商他的病患，因為在諮商過程中，能將導致個人疾病的根源成因、生活型態的模式，做完整的歸納，用以幫助人們清楚地知道自己當下的狀況，以及如何從根源來改善病痛。

　　書中提供的技術層面和哲理解說，包括了匡正肢體的問題及昇華靈性等，都可以從五個方面著手：第一個層面「物質肉體層」，可以藉由練習瑜伽體位法來改善及提升，本書和DVD中專為肩頸腰背痛者設計的練習，就能迅速而有效地幫助消除疼痛，進而根除痛源；在第二層「生命能量層」則介紹了呼吸淨化法和傳統的瑜伽呼吸法，以不斷排出與補充生命能量；在第三層「心緒層」則以簡單的靜心冥想練習和母音唱誦練習，來紓緩可能造成疼痛的心理壓力。本書不但可作為解決疼痛、管理保養健康的引導，同時也幾乎涵蓋了瑜伽對消除肩頸腰背痛練習的完整教學，如果能持之以恆，每天花30分鐘好好練習，對療復健康定能產生極大幫助。

在練習過程中，你不需要擔心這些動作困難，它們都是非常緩和而安全的。瑜伽療法的精髓是根據每一個不同的病痛做不同的帶領，步步調息。肩頸腰背痛的瑜伽療復動態練習相當緩和，因此，過程中請你要有耐心、放輕鬆地慢慢練習。如果在過程中碰觸到痛點，請將步驟慢下來，停在原來的地方，輕鬆地吸吐氣，並觀察疼痛點即可，不要跟身體對抗或過度勉強。請溫柔而正確地愛我們的身體，用傾聽、觀察和思考來取代挑戰身體的極限，挑戰極限從來不是練習瑜伽的真正目的。

請在每一次練習後小坐片刻或躺下來，感受身心每一次不同的變化，與那種被無盡喜悅充斥的豐沛生命力。如果可以，請每天持之以恆練習，時間不用長，每天30到60分鐘就好，如果不能天天練習，至少每週3次，你將驚訝於身體每次的進步，並感到心靈日漸穩定的變化。

請記得，瑜伽並非讓我們倚賴在它的特定練習後可療復疾病（雖然的確辦得到），相反地，它讓我們學習如何向內觀照，不倚賴外物，藉由對自我與對大自然清楚的認知而不易患病，在認識自己的過程中，找回生命與自然的平衡，達到自我療復的效果，並能用豐沛的能量，生生不息地回饋於自身和這個美麗的世界。

台灣很快地將邁入高齡化社會，輕鬆簡單又有效的「瑜伽療法」將對幾個世代的人們發揮它不同的功效，造福各階層的族群，尤其是病患與年長者。試試看吧！用最自然而舒服的瑜伽療法，朝著光明而健康的未來邁進！

深深的感謝與祝福

特別感謝我的長輩學生、圓神出版機構的董座夫人向秋梅女士對我的欣賞提攜。如果不是她常說：「老師，我們好想在家自我練習這套舒服的健康養生療法，卻無從著手，最好是能拍攝成DVD造福自然生活者（不用3C產品者）及長者們吧。」本書也不會如此迅速而順利的出版。

感謝我的好朋友湯仕安醫師對本書在醫學部分的編纂與校正，感謝謝鈺鈺小姐、我的子弟兵Grace、Cathy、雅茹

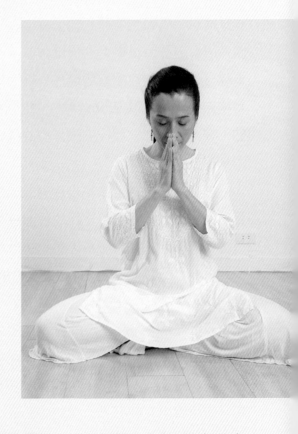

與Mona老師，以及出版社的主編和編輯，沒有他們，本書不會如此完整精彩。另外，最最重要的，謝謝我的每一位修復瑜伽的學員和病患朋友，因為你們的信任，願意將自己敞開，願意給自己和瑜伽療法機會，所以在你們身上展現了自然健康的光采，也讓我得到的無比的喜悅。有緣於這個人世相遇，各位都是我的貴人，在學習瑜伽的路上，學生與老師、病人與診療師都是緣分的聚合，但願我們都能透過修習

瑜伽來圓滿我們的生活，豐富我們的生命。

　　我是一個四處為家的天涯流浪者，從加拿大到台灣、印度……我的足跡走得不是太廣，卻很深刻，而瑜伽聖哲的心田就是我的家園，隨處可居，哪裡需要就去哪裡。

　　台灣是孕育我的母鄉，在這裡，我被完整的愛包圍，支持我的力量來自親愛的父母兄弟及學生，我在台灣幾乎像個被嬌慣的女兒一般的自在，那是種挽留的力量，不論我去了哪裡，心裡頭總惦記這塊給予我完全支撐的土地，如同母親的懷抱一樣無法割捨。

　　我是個很簡單的人，除了自己會的東西之外，對其它的生活瑣事幾乎可說非常無知；教授瑜伽，貢獻自己微薄所學協助人們找回健康和喜悅，是我發揮個人專長並且最享受、最快樂的事，在課堂上我總是精力充沛，看見學生們能健康而平和地微笑著，就是我精進的人生動力。

　　我認為自己是一個活在愛裡的人，並有無限的愛可以付出，這是多麼幸運的事啊！對此，我滿懷謝意，也唯有將自己所知所學、所能所有全然付出，以回報這個充滿愛的世界，感謝各位，感謝上蒼。

虔敬合十

OM Shantith Shantith Shanthihi

和平頌

सह नाववतु
सह नौ भुनक्तु
सह वीर्यं करवावहै ।
तेजस्वि नावधीतमस्तु
मा विद्विषावहै ॥
ॐ शान्तिः शान्तिः शान्तिः ॥

sa ha nāv avatu
sa ha nau bhunaktu
sa ha vīryaṁ karavāvahai
tejasvi nāv adhītam astu
mā vidviṣāvahai
oṁ śāntiḥ śāntiḥ śāntiḥ

讓我們從不真實轉變到真實，

從晦暗到黎明，

從腐朽到不朽。

OM 和平　和平　和平

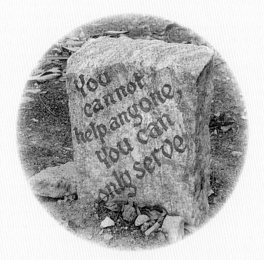

座落在印度SVYASA瑜伽大學校園中心的醒心石，上面寫著：

「你無法去幫助別人，你僅能服務。」

啊！多麼謙卑的瑜伽哲學。

給予身心痛楚的人得以安慰的並非醫藥，

而是愛，無私奉獻的愛。

愛，讓我們奉獻，沒有怨言。

愛，讓我們成長，忘卻苦痛。

無私的愛讓我們慧眼看世界，平等看待所有的萬物。

Hari OM Tat Sat

絕對的真理

「整個生命就是一本敞開的書、一部經典，好好讀它，在日常生活中就可以學習了。」

——瑜伽經

Eurasian Publishing Group
圓神出版事業機構
用心與你對話．親好無限寬廣

方智出版社
Fine Press

www.booklife.com.tw　　　　　　　　reader@mail.eurasian.com.tw

方智好讀 085

30天解決肩頸腰背痛：

神奇的瑜伽療法，拯救無數患者的自癒奇蹟

作　　　者／Dada（李慧珍）
文字整理／格格布露
審 訂 者／湯仕安
攝　　　影／吳晴中
示範老師／Dada・詹惠菱・吳文秀
發 行 人／簡志忠
出 版 者／方智出版社股份有限公司
地　　　址／台北市南京東路四段50號6樓之1
電　　　話／（02）2579-6600・2579-8800・2570-3939
傳　　　真／（02）2579-0338・2577-3220・2570-3636
總 編 輯／陳秋月
資深主編／賴良珠
專案企劃／沈蕙婷
責任編輯／巫芷紜
校　　　對／巫芷紜・賴良珠
美術編輯／王琪
行銷企畫／吳幸芳・荊晟庭
印務統籌／劉鳳剛・高榮祥
監　　　印／高榮祥
排　　　版／莊寶鈴
經 銷 商／叩應股份有限公司
郵撥帳號／18707239
法律顧問／圓神出版事業機構法律顧問　蕭雄淋律師
印　　　刷／國碩印前科技股份有限公司
2016年4月　初版

定價 380 元　　　　　ISBN 978-986-175-422-2

你本來就應該得到生命所必須給你的一切美好！

祕密，就是過去、現在和未來的一切解答。

——《The Secret 祕密》

◆ **很喜歡這本書，很想要分享**

　　圓神書活網線上提供團購優惠，

　　或洽讀者服務部 02-2579-6600。

◆ **美好生活的提案家，期待為您服務**

　　圓神書活網 www.Booklife.com.tw

　　非會員歡迎體驗優惠，會員獨享累計福利！

國家圖書館出版品預行編目資料

30天解決肩頸腰背痛：神奇的瑜伽療法,拯救無數患者的自癒奇蹟 / Dada著.
-- 初版. -- 臺北市：方智, 2016.04
　　　160 面；17×23公分 --（方智好讀；85）

　　　ISBN 978-986-175-422-2（平裝）
　　　1. 瑜伽
411.15　　　　　　　　　　　　　　　　　　　　105001989

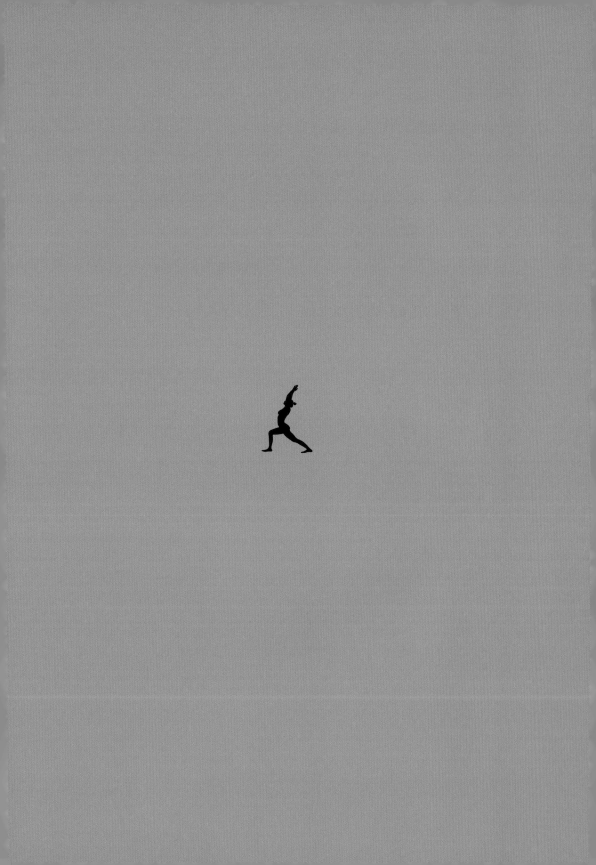

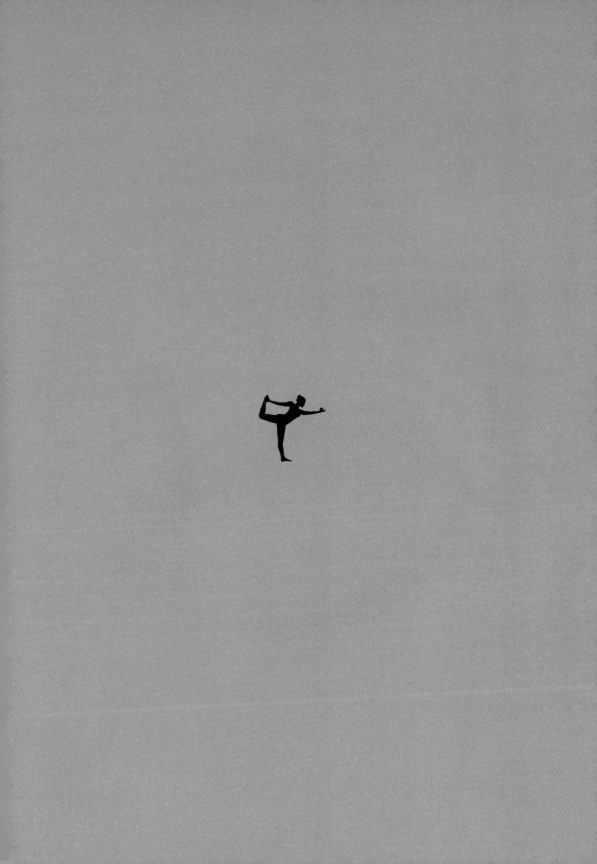

隨時在家就能做！
跟著DVD的動態練習，開啟全方位自我修復的能力！

「名師親自示範指導‧肩頸腰背的修復與保養」DVD內容介紹

1.日常修復：立式練習 15分鐘
2.居家修復：坐式練習 13分鐘
3.睡前修復：躺式練習 13.5分鐘
4.特別收錄：瑜伽呼吸法 9分鐘

你需要：

1.一張瑜伽墊
2.穿著瑜伽服或合身舒適的運動服
3.放鬆的心情與安靜的環境
4.持續每天練習

練習完後，你不但可以補充一整天的能
量，同時能釋放大部分的壓力。照著
DVD的步驟持續每天練習，你會很快地
發現，修復肩頸腰背疼痛的過程是如此
輕鬆又容易！

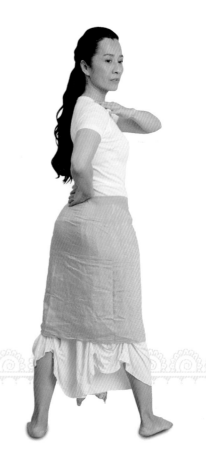